# *Akuttsykepleie*

# **Den komplette guiden**

Nora NILSEN

# Innholdsfortegnelse

**Kapittel 1: Introduksjon til akuttmedisin**     15

- Definisjon og omfang av akuttmedisin     16
- Sykepleierens betydning i akuttmottaket     17
- Overgangen fra student til profesjonell sykepleier i akuttmedisinsk arbeid     18

**Kapittel 2. Arbeidsmiljøet**     21

- Akuttmottak: akuttmedisinens frontlinje     22
- Intensivavdelingen: i hjertet av alvoret     23
- Utskrivnings- og observasjonsrom     25

**Kapittel 3: Kjernekompetanse i akuttmedisin**     27

- Rask og effektiv vurdering     28
- Akutteknikker: fra gjenoppliving til intubering     31
- Kommunikasjon i krisesituasjoner     33

## Kapittel 4. Vanlige patologier og sykepleiebehandling — 39

- Hjerte- og karsykdommer — 40
- Problemer med luftveiene — 43
- Sepsis og septisk sjokk — 47
- Traumer og skader — 49

## Kapittel 5. Akuttmedisinens psykologiske dimensjon — 53

- Håndtering av stress og utbrenthet — 54
- Støtte til pasienter i kritiske perioder — 55
- Betydningen av debriefing etter større hendelser — 58

## Kapittel 6. Etikk og juss i akuttmedisin — 61

- Samtykke og kapasitet — 62
- Omsorg ved livets slutt i en akutt situasjon — 64
- Dokumentasjon og konfidensialitet — 66

## Kapittel 7. Verktøy og teknologier innen akuttmedisin — 69

- Monitorer og maskiner for vitale tegn — 70
- Bruk av midlertidige defibrillatorer og pacemakere — 72

- Teknologiske nyvinninger: fra telemedisin til bærbare enheter — 74

## Kapittel 8. Vanlige legemidler og administrering — 77

- Viktige legemiddelklasser innen akuttmedisin — 78
- Prinsipper for administrasjon og tilsyn — 79
- Håndtering av bivirkninger og legemiddelinteraksjoner — 82

## Kapittel 9. Håndtering av intravenøse tilganger — 85

- Typer kateter og indikasjoner — 86
- Potensielle komplikasjoner og håndtering av disse — 88
- Administrering av intravenøs medisinering — 90

## Kapittel 10. Behandling av spesifikke pasienter — 93

- Pediatri: barnet i en akutt situasjon — 94
- Gerontologi: den eldre pasienten i akuttmedisinsk behandling — 95
- Pasienter med spesielle behov: funksjonshemming, psykisk helse osv. — 97

## Kapittel 11. Hygiene og forebygging av infeksjoner — 99

- Prinsipper for hygiene i akuttmedisin — 100

- Forebygging av nosokomiale infeksjoner 101
- Viktigheten av vaksinasjon for ansatte 103

**Kapittel 12. Sykepleierens rolle i akuttmedisinsk arbeid** 105

- Utdanning og kvalifikasjoner for sykepleiere 106
- Omfanget av ferdigheter og praksis 107
- Samarbeid med leger og andre spesialister 109

**Kapittel 13. Forebygging og pasientopplæring** 111

- Informasjon om risikofaktorer 112
- Oppmuntre til sunn atferd 113
- Støtte overgangen til hjemmepleie 116

**Kapittel 14. Rehabilitering og oppfølging** 119

- Planlegging av utskrivning og koordinering av pleie og omsorg 120
- Samarbeid med terapeuter og sosialarbeidere 122
- Overvåking i hjemmet og forebygging av reinnleggelse på sykehus 124

**Kapittel 15. Ferdigheter i krisehåndtering** 127

- Grunnleggende prinsipper for krisehåndtering — 128
- Deeskaleringsstrategier — 129
- Håndtering av vold og aggresjon — 131

**Kapittel 16. Betydningen av dokumentasjon** — 135

- Grunnleggende prinsipper for dokumentasjon i akuttmedisin — 136
- Elektroniske filer og teknologier — 138
- Juridiske aspekter og konsekvenser av dokumentasjon — 140

**Kapittel 17. Spesifikke prosedyrer og håndtering av disse** — 143

- Innsetting av sonder og katetre — 144
- Akuttlaboratorieprøver og -tester — 146
- Suturteknikker og sårpleie — 148

**Kapittel 18. Smertebehandling** — 151

- Vurdering av smerte — 152
- Ikke-farmakologiske legemidler og teknikker — 154
- Smertebehandling for spesifikke grupper (barn, eldre) — 156

**Kapittel 19. Sykepleierens rolle i forebygging av medisinske feil** — 159

- Vanlige feil i akuttmedisin 160
- Sikkerhetsprotokoller og sjekklister 161
- Kommunikasjon og tilbakemeldinger innad i teamet 163

**Kapittel 20. Palliativ behandling i akuttmedisin** 167

- Forståelse av palliativ medisin 168
- Symptombehandling i livets sluttfase 169
- Kommunikasjon med pasienter og pårørende 171

**Kapittel 21. Spesialsykepleie** 175

- Akutt kardiologisk behandling 176
- Akutt nevrologisk behandling 178
- Akutt respirasjonsbehandling 179

**Kapittel 22. Håndtering av miljøkatastrofer** 183

- Hypotermi og hypertermi 184
- Bitt og stikk fra dyr 185
- Giftig eksponering og forgiftning 187

**Kapittel 23. Håndtering av akutte psykiatriske situasjoner** 189

- Vurdering av psykiatriske pasienter 190
- Krisehåndtering ved stemningslidelser, psykoser og andre lidelser 192
- Behandling av suicidale pasienter 194

**Kapittel 24. Akuttkirurgi** 197

- Sykepleierens rolle i 198
  operasjonsforberedelsene
- Umiddelbar postoperativ behandling 199
- Håndtering av kirurgiske 201
  komplikasjoner

**Kapittel 25. Sykepleie i en** 205
**pandemisituasjon**

- Pandemiberedskap og -respons 206
- Personlig beskyttelse og forebygging 208
  av smitte
- Psykologisk støtte til pasienter, 210
  pårørende og ansatte

**Kapittel 26. Fremskritt og forskning innen** 213
**akuttmedisin**

- De siste oppdagelsene og 214
  fremskrittene innen akuttbehandling
- Deltakelse i klinisk forskning som 215
  sykepleier
- Integrering av ny praksis i 217
  rutinebehandling

**Kapittel 27. Karriereutvikling og** 221
**etterutdanning**

- Spesialiseringer i akuttmedisin 222
- Betydningen av etter- og 223
  videreutdanning

- Deltakelse i forskning og innovasjon  226

**Kapittel 28. Akuttmedisinens fremtid**  229

- Nye trender og fremtidige utfordringer  230
- Teknologi og telemedisin: hvilken innvirkning?  231
- Sykepleierens endrede rolle i en verden i endring  233

**Kapittel 29. Ressurser og verktøy for sykepleiere innen akuttmedisin**  237

- Bøker, tidsskrifter og viktige publikasjoner  238
- Faglige foreninger og nettverksbygging  241
- Ytterligere kurs, opplæring og sertifisering  243

*« Akuttmedisinsk avdeling er spesialisert på rask behandling av pasienter som lider av plutselige sykdommer eller forverring av kroniske tilstander som krever umiddelbar medisinsk behandling. »*

#  Kapittel 1

# INTRODUKSJON TIL AKUTTMEDISIN

# Definisjon og omfang av akuttmedisin

Akuttmedisin, som ofte fremkalles med et visst alvor i sykehuskorridorene, er fortsatt kjernen i legekunsten. Det handler om plutselige sykdommer, brå sykdomstilstander og fysiologiske forstyrrelser som krever rask og målrettet intervensjon. Når en pasient ankommer sykehuset med alarmerende symptomer, enten det dreier seg om plutselige brystsmerter, pustevansker eller bevisstløshet, er dette akuttmedisinens verden.

Men hva betyr det egentlig? Enkelt sagt er akuttmedisin den delen av medisinen som er dedikert til umiddelbar vurdering og behandling av alvorlige og akutte tilstander. Den stopper ikke ved én spesialitet, men omfatter en rekke fagområder, fra traumer til infeksjonssykdommer, kardiologi og mange andre. Det krever at helsepersonell ikke bare har inngående kunnskap om sykdommer, men også er i stand til å ta informerte beslutninger når hvert sekund teller.

Akuttmedisin er mer enn bare medisinsk intervensjon. Den omfatter også de menneskelige, organisatoriske og til og med etiske dimensjonene ved behandlingen. Ta for eksempel en pasient som legges inn med respirasjonsbesvær: Behandlingen er ikke begrenset til å stabilisere pusten. Behandlingen omfatter også håndtering av pasientens smerter og angst, kommunikasjon med familien, koordinering med andre spesialister og noen ganger vanskelige avgjørelser om livskvalitet og omsorg ved livets slutt.

I sykehusmiljøer er akuttmedisin ofte synonymt med en påtagelig effervesens. Teamene beveger seg raskt, monitorene kimer, og helsepersonellet er hele tiden i beredskap, klare til å handle. Men det at det haster, utelukker ikke behovet for oppmerksom lytting, tydelig kommunikasjon og respektfull, medfølende omsorg.

Akuttmedisin er en delikat dans mellom hastverk og tålmodighet, mellom vitenskap og medmenneskelighet. Den gjenspeiler et samfunn i rask utvikling, der forventningene til behandling er høye og den medisinske teknologien er i stadig utvikling. Men kjernen i det hele er fortsatt selve essensen i medisinen: den urokkelige forpliktelsen til å gi omsorg, til å kurere og, når det ikke er mulig, til å gi trøst og verdighet.

## Sykepleierens betydning i akuttbehandling

Når man tenker på de travle korridorene på en akuttavdeling eller den uopphørlige ringelyden på en intensivavdeling, tenker man umiddelbart på sykepleiere som står rundt sengene, kobler pasienter til monitorer, administrerer medisiner og gir beroligende ord til bekymrede familier. I hjertet av akuttmedisinen spiller sykepleieren en sentral rolle, ofte undervurdert, men helt avgjørende.

Sykepleiere er akuttmedisinens sanne vaktbikkjer. De er de første til å legge merke til små endringer i pasientens tilstand, til å gripe inn når situasjonen forverres og til å koordinere pleien mellom ulike typer helsepersonell. Den grundige opplæringen de har fått, gjør dem i stand til å vurdere kliniske situasjoner nøyaktig, iverksette livsviktige tiltak og gi kompleks pleie på en trygg måte.

Men sykepleiernes betydning stopper ikke ved disse tekniske ferdighetene. Sykepleiernes rolle er også uløselig knyttet til den menneskelige dimensjonen ved pleie og omsorg. I en medisinsk verden der alt synes å gå så fort, tar sykepleierne seg tid til å lytte, berolige og informere. De er ofte det betryggende ansiktet som beroliger bekymringer, den fortrolige som hører uttalt frykt, og veilederen som klargjør de ofte komplekse beslutningene til pasienter og pårørende.

Sykepleiere er også tilretteleggere. I labyrinten av akuttmedisinsk behandling fungerer de som et bindeledd mellom leger, terapeuter, sosialarbeidere og andre teammedlemmer. De koordinerer pleien, sørger for at tiltakene gjennomføres i tide og sørger for at pleieplanen er forståelig og pasientsentrert.

Det er også sykepleierne som dag etter dag, natt etter natt, står ved pasientens seng, overvåker vitale tegn, justerer behandlinger og gir uvurderlig emosjonell støtte. I krisesituasjoner er de roen midt i stormen, og de er dyktige til å balansere den akutte situasjonen med en pasientsentrert tilnærming.

Det er ingen tvil om at sykepleie har stor betydning for pasientresultatene i akuttmedisin. Studier har vist at kvaliteten på sykepleien er direkte knyttet til reduksjon i dødelighet, komplikasjoner og reinnleggelser. Så utover den synlige rollen de spiller, har sykepleierne en grunnleggende betydning for å optimalisere pasientenes helse og velvære.

I den komplekse og krevende akuttmedisinske verdenen er sykepleierne et ankerfeste, en drivkraft og et fyrtårn. Sykepleiernes betydning går ut over den medisinske behandlingen og berører selve essensen av hva det vil si å helbrede, støtte og gi omsorg.

## Overgangen fra student til profesjonell sykepleier i akuttmedisinsk arbeid

Overgangen fra klasserommet til den kliniske virkeligheten er et av de største og mest betydningsfulle sprangene en sykepleier kan ta. Mens studiene fokuserer på teori, tekniske ferdigheter og simulerte scenarier, byr den virkelige akuttmedisinske verden på en intens fordypning i en verden der beslutninger får umiddelbare og konkrete konsekvenser.

Overgangen fra student til profesjonell sykepleier i akuttmedisin kan sammenlignes med en metamorfose. Nybegynneren, bevæpnet med kunnskap, men fortsatt nølende, utvikler seg til en selvsikker fagperson som er i stand til å ta informerte beslutninger i ofte stressende situasjoner.

**Et hav av kliniske realiteter**
Så snart en ung sykepleier setter foten på en akuttmedisinsk avdeling, blir han eller hun konfrontert med en virvelvind av aktivitet. Pasientene trenger øyeblikkelig hjelp, monitorene ringer, og det haster. Der lærebøkene tilbyr klare, strukturerte caser, byr virkeligheten på pasienter med komplekse symptomer, historier som er flettet sammen med komorbiditet, medisinering og følelser.

**Oppbygging av tillit og kompetanse**
En nyutdannet sykepleiers første intervensjoner er ofte preget av dobbeltsjekking, motvilje mot å stille spørsmål og avhengighet av mer erfarne kolleger. Men etter hvert som dagene går, vil gjentatt praksis og akkumulert erfaring bygge opp kompetanse og selvtillit. Handlingene blir sikrere, evnen til å prioritere forfines og den kliniske dømmekraften øker.

**Betydningen av veiledning**
Veiledning fra erfarne sykepleiere er avgjørende i denne overgangsprosessen. De fungerer som rollemodeller, gir praktiske råd, deler sine erfaringer og, fremfor alt, oppmuntrer den nye sykepleieren til å tenke kritisk. Uformell eller strukturert veiledning kan ha stor betydning for nye sykepleieres læringskurve.

**Emosjonell vekst**
I tillegg til kliniske ferdigheter innebærer overgangen også

en emosjonell transformasjon. I møte med lidelse, død og etiske dilemmaer lærer unge sykepleiere å navigere i egne følelser, finne balansen mellom empati og profesjonalitet og håndtere stress og utmattelse.

**Integrering i teamet**
Et annet viktig aspekt er integrering i det tverrfaglige teamet. Å lære å kommunisere effektivt med leger, terapeuter, pleieassistenter og andre teammedlemmer er avgjørende for optimal pasientbehandling.

Denne overgangen er en reise preget av læring, oppdagelser og personlig og profesjonell vekst. Den er utvilsomt preget av utfordringer, men også av prestasjoner som styrker lidenskapen for yrket og engasjementet for pasientenes ve og vel. Og ved reisens slutt står man igjen med en tilfreds og kompetent sykepleier som er klar til å møte akuttmedisinens mange utfordringer med selvtillit og medfølelse.

# Kapittel 2

# ARBEIDSMILJØET

# Beredskapstjenester : akuttmedisinens frontlinje

Akuttmottak sammenlignes ofte med inngangsporten til den medisinske verden. De er det første kontaktpunktet for mange pasienter i krisesituasjoner, enten det dreier seg om ulykker, plutselige smerter eller medisinske komplikasjoner. Disse tjenestene er mer enn bare en metafor, de spiller en sentral rolle i akuttmedisinen.

**Mangfoldet av tilfeller**
Akuttmottaket er et sted med et imponerende klinisk mangfold. I løpet av en time kan en sykepleier stå overfor et barn med brudd, en voksen som har kollapset eller en eldre person med hjertesvikt. Dette mangfoldet krever tilpasningsdyktighet, en bred kunnskapsbase og evne til å prioritere raskt.

**Kunsten å triage**
Så snart en pasient ankommer, er den første vurderingen, eller triagen, avgjørende. Triagesykepleiere er opplært til raskt å vurdere alvorlighetsgraden av symptomene, identifisere tilfeller som krever umiddelbar intervensjon og dirigere pasientene til riktig behandling. Denne prosessen sikrer at de som er i umiddelbar fare, får oppmerksomhet først, selv når avdelingen er overbelastet.

**Koordinering av pleie og omsorg**
Akuttavdelinger er ikke isolerte. De samhandler hele tiden med andre avdelinger - radiologi, laboratorium, kirurgi og så videre. Sykepleieren spiller ofte rollen som koordinator og sørger for at de nødvendige testene blir utført raskt og at de aktuelle spesialistene blir konsultert i god tid.

**Håndtering av press**
Akutsituasjoner er i seg selv stressende. Sykepleiere og leger må ofte ta livsviktige avgjørelser i løpet av få minutter, samtidig som de må håndtere egne og pasientenes og de pårørendes følelser. Dette presset krever solid opplæring, emosjonell motstandskraft og konstant teamstøtte.

**Kommunikasjon i kaos**
Midt i kaoset er det viktig med klar og tydelig kommunikasjon. Enten det dreier seg om å informere en lege om en endring i tilstanden, berolige en engstelig pasient eller koordinere med et annet team, kan evnen til å formidle nøyaktig informasjon bety forskjellen mellom liv og død.

**Etiske og menneskelige utfordringer**
Nødsituasjoner reiser ofte komplekse etiske spørsmål: Når skal gjenopplivningen avbrytes? Hvordan skal behandlingsvegring håndteres? I møte med disse dilemmaene må teamet stå sammen, støtte seg på solide etiske prinsipper og fremfor alt sette pasienten i sentrum for alle beslutninger.

Akuttmottak er innbegrepet av akuttmedisin. Det er her den medisinske teorien møter den råeste virkeligheten, hvor den kliniske kompetansen stadig settes på prøve, og hvor hvert enkelt helsepersonells medmenneskelighet til enhver tid blir utfordret. I denne konstante dansen mellom vitenskap, etikk og følelser forblir akuttmottaket en viktig bærebjelke i helsevesenet, som utrettelig tar seg av dem som trenger det mest.

# Intensivavdelingen :
# i hjertet av tyngdekraften

Hvis det er ett sted på et sykehus der livets skjørhet er synlig i hvert eneste øyeblikk, så er det på intensivavdelingen. Hver eneste maskin som piper, hver eneste monitor som viser kurver, hver eneste pleier som jobber rundt en seng, vitner om den konstante kampen mellom liv og død. Intensivavdelingen er hjertet i akuttmedisinen og et fristed for de mest kritiske tilfellene.

## Pasienter i kritisk tilstand

Pasienter som legges inn på intensivavdelingen lider av svikt i ett eller flere vitale organer. Enten det dreier seg om respirasjonssvikt som krever mekanisk ventilasjon, septisk sjokk eller alvorlige traumer, krever disse pasientene konstant overvåking og inngripen.

## Et høyteknologisk miljø

Intensivavdelingen er et konsentrat av avansert medisinsk teknologi. Respiratorer, hjertemonitorer, infusjonspumper, dialysemaskiner - alt utstyret spiller en avgjørende rolle. Men disse maskinene er bare verktøy. Det er sykepleiernes og legenes dyktighet, årvåkenhet og ekspertise som forvandler denne teknologien til livreddende behandling.

## Tverrfaglig samarbeid

Intensivavdelingen samler et høyt spesialisert team. I tillegg til sykepleiere og intensivleger finnes det fysioterapeuter, ernæringsfysiologer, farmakologer og mange andre. Dette samarbeidet er avgjørende for å håndtere de komplekse tilfellene og sikre helhetlig pasientbehandling.

## Beslutninger i all hast

I dette miljøet, der hvert sekund teller, må beslutningene tas raskt, informert og evidensbasert. Dette krever ikke bare inngående medisinsk kunnskap, men også effektiv kommunikasjon i teamet og med pasientens pårørende.

## Emosjonelle og etiske spørsmål

Intensivavdelingen er også åsted for svært følelsesladde øyeblikk. Familier opplever angst, håp og sorg. Beslutninger om å forlenge behandlingen, begrense pleien eller donere organer er vanlige og krever en streng etisk tilnærming som er gjennomsyret av medmenneskelighet.

## Betydningen av psykologisk støtte

Den følelsesmessige belastningen på intensivavdelingen påvirker ikke bare pasientene og deres familier. Helsepersonell, som daglig står overfor ekstreme situasjoner, kan oppleve stress, utmattelse eller til og med symptomer på posttraumatisk stress. Psykologisk støtte, veiledning og opplæring i stressmestring er derfor avgjørende.

Intensivavdelingen er mye mer enn bare en sykehusavdeling, det er et mikrokosmos der vitenskap, pleiekunst og medmenneskelighet flettes sammen. På denne lille plassen teller hver eneste gest, hver eneste beslutning er viktig, og hvert eneste øyeblikk er verdifullt. Og selv om intensivavdelingen er et vitnesbyrd om hvor ekstremt alvorlige visse medisinske tilstander kan være, illustrerer den også på en kraftfull måte beslutsomheten, engasjementet og den usvikelige medfølelsen til de som jobber der.

## Utskrivningsrom og observasjonsrom

Når vi tenker på akuttmottak på sykehus, tenker vi ofte på sengeposter og observasjonsrom. Selv om disse områdene er forskjellige, er de uatskillelige fra akuttprosessen og representerer viktige stadier i pasientens reise.

**Utskrivningsrom: livreddende inngrep**
Det er på utskrivningsstuene at pasienter i kritiske situasjoner blir tatt hånd om og trenger umiddelbare tiltak for å stabilisere tilstanden.
- **Utstyr og forberedelser**: Disse rommene er utstyrt for å håndtere alle typer nødsituasjoner - fra hjerte- og lungeredning til behandling av alvorlige traumer. De må være klare til å ta imot en pasient når som helst.
- **Teamet i aksjon**: Arbeidet på poliklinikken krever **et** tett samarbeid mellom leger, sykepleiere, pleieassistenter og teknikere. Hvert medlem av teamet kjenner sin rolle og vet hva som skal gjøres, enten det dreier seg om å administrere medisiner, klargjøre utstyr eller kommunisere med andre avdelinger.

- **Rask beslutningstaking**: Når man står overfor en pasient i nød, teller hvert sekund. Fagfolk må vurdere situasjonen raskt, bestemme seg for hva som er det beste tiltaket og gjennomføre det uten å nøle.

**Observasjonsrom: tett oppfølging**
Etter den første operasjonen blir pasientene ofte henvist til observasjonsrom. Disse rommene er utformet for å overvåke pasientens tilstand over en lengre periode, vanligvis fra noen timer til et døgn.
- **Betydningen av overvåking**: Selv etter stabilisering kan det oppstå komplikasjoner eller endringer i pasientens tilstand. Observasjonsrom sørger for konstant overvåking og sikrer rask inngripen ved behov.
- **Løpende vurdering**: Under oppholdet på observasjonsrommet blir pasientene jevnlig vurdert. Undersøkelser, analyser og konsultasjoner med spesialister bidrar til å presisere diagnosen og justere behandlingen.
- **Forberede seg på hva som skal skje videre**: På observasjonsrommet tas det også beslutninger om hva som skal skje videre med pasienten. Avhengig av tilstanden kan pasienten bli innlagt på sykehus, henvist til en annen avdeling eller sendt hjem med spesifikke anbefalinger.

Utskrivnings- og observasjonsrommene symboliserer de to polene i akuttkontinuumet: umiddelbar inngripen i tilfelle krise og tett overvåking i påvente av fullstendig stabilisering. Selv om disse to miljøene har ulike funksjoner, har de et felles mål: å sikre best mulig omsorg for hver enkelt pasient i alle faser av oppholdet på akuttmottaket. I disse miljøene blander medisinsk ekspertise seg med velvilje, effektivitet med medfølelse, og gir en respons som er tilpasset de komplekse og akutte situasjonene som oppstår.

# Kapittel 3

**KJERNEKOMPETANSE
I AKUTTMEDISIN**

# Rask og effektiv vurdering

## • Kunsten å sortere

Triage, avledet av det franske ordet "trier", er et grunnleggende element i den medisinske verden, spesielt i akuttmedisinske sammenhenger. Det er en prosess der helsepersonell vurderer hvor mye det haster og hvor alvorlig pasientens tilstand er for å avgjøre hvilken behandling som skal prioriteres. Selv om det kan virke som en enkel rangering, er triage en vanskelig kunst som kombinerer medisinsk kunnskap, klinisk intuisjon og medfølelse.

### Behovet for triage

I en situasjon der ressursene, enten det gjelder tid, personale eller utstyr, er begrensede, er det avgjørende å raskt identifisere dem som trenger øyeblikkelig hjelp. Dette sikrer at de mest risikoutsatte pasientene kommer til lege først, uavhengig av rekkefølgen de kommer inn i.

### De viktigste vurderingskriteriene

Triage er ikke basert på ett enkelt tegn eller symptom. I stedet vurderer triagesykepleieren en kombinasjon av faktorer:

- **Hovedsymptomer**: Hvilke tegn og symptomer viser seg? Brystsmerter vil for eksempel ofte bli behandlet med høyere prioritet enn en forstuet ankel.
- **Vitale tegn**: Parametere som hjertefrekvens, blodtrykk, respirasjonsfrekvens og temperatur kan indikere medisinske problemer.
- **Generelt utseende**: Noen ganger kan det være nok å observere pasienten. En blek, svett eller åpenbart stresset pasient er et advarselstegn.

### Triagenivåer

De fleste triagesystemer klassifiserer pasienter i flere kategorier, fra de som krever umiddelbar intervensjon til de som kan vente lenger. Disse nivåene sikrer at ressursene fordeles effektivt.

### Betydningen av kommunikasjon
Et viktig aspekt ved triage er evnen til å kommunisere effektivt med pasientene for å få en klar sykehistorie på kort tid. I tillegg er det viktig å forklare pasienter og pårørende hvorfor noen må vente lenger enn andre, for å minimere angst og frustrasjon.

### Opplæring og oppdatering av ferdigheter
Den medisinske verden er i stadig utvikling, og triageprotokoller er intet unntak. Triagesykepleiere må få regelmessig opplæring og holde seg oppdatert på de nyeste anbefalingene og den nyeste forskningen for å sikre nøyaktig og effektiv triage.

### De emosjonelle utfordringene ved triage
Triagering av pasienter, noen med mindre alvorlige plager, andre i livstruende situasjoner, kan være emosjonelt krevende. Helsepersonell må ikke bare håndtere sine egne følelser, men også følelsene til pasienter og pårørende, som ofte er engstelige eller redde.

Triagekunsten er en delikat dans mellom hastegrad, alvor, oppfinnsomhet og medfølelse. Det er det avgjørende første trinnet i et livreddende behandlingsforløp. Ved å forstå triageringens finesser og utfordringer kan vi bedre forstå hvor viktig denne prosessen er, og hvor dedikerte de som utfører den, er.

- ### Teknikker for innledende vurdering
Den første vurderingen av en pasient er en av de viktigste fasene i den medisinske behandlingsprosessen, spesielt innen akuttmedisin. Den gir helsepersonellet et førsteinntrykk som vil være retningsgivende for videre undersøkelser og intervensjoner. Vurderingen er en kombinasjon av observasjoner, målrettede spørsmål og fysiske undersøkelser, som alle utføres på kort tid for å maksimere effekten av behandlingen.

1. Systematisk tilnærming :
En vurderingsprosess må være metodisk for å sikre at ingen viktige elementer utelates.
- **A** - **Luftveier**: Sørg for at pasientens luftveier er frie.
- **B** - **Pust**: Vurder kvaliteten, hyppigheten og regelmessigheten av pusten.
- **C** - **Sirkulasjon**: Kontroller puls, hudfarge og se etter tegn på sjokk.
- **D** - **Nevrologisk svikt**: Vurder bevissthetsnivå, pupillstørrelse og -reaktivitet samt motorisk og sensorisk funksjon.
- **E** - **Eksponering/miljøundersøkelse**: Eksponering av pasienten for å lete etter skjulte skader, samtidig som man ivaretar pasientens privatliv og beskytter ham eller henne mot ytre påvirkninger.

2. Anamnese ved hjelp av SAMPLE-teknikken :
- **S (symptomer)**: Hvordan pasienten føler seg.
- **A (Allergier)** : Alle kjente allergier.
- **M (Medisinering)**: Legemidlene pasienten tar for øyeblikket.
- **P (sykehistorie)** : Relevant sykehistorie.
- **L (siste måltid)**: Siste måltid, nyttig i forbindelse med anestesi eller operasjon.
- **E (Hendelser)** : Hendelser rundt den aktuelle situasjonen.

3. Målrettet fysisk undersøkelse :
Avhengig av pasientens plager og symptomer gjennomføres en målrettet fysisk undersøkelse. Hvis en pasient for eksempel klager over brystsmerter, vil hjerte- og lungeauskultasjon bli prioritert.

4. Vurdering av vitale tegn :
- **Hjertefrekvens**: Angir hvor raskt hjertet slår.
- **Åndedrettsfrekvens**: Antall åndedrag per minutt.

- **Arterialt trykk**: Mål på blodets kraft mot arterieveggene.
- **Temperatur**: Potensiell indikasjon på infeksjon eller andre tilstander.
- **Oksygenmetning:** Måling av oksygenmengden i blodet.

5. Bruk av diagnostisk utstyr :
Utstyr som elektrokardiogram (EKG), oksygenmetningsmonitor og annet kan brukes til å gi en mer omfattende innledende vurdering.

6. Aktiv lytting og observasjon :
I tillegg til fysiske undersøkelser og avhør kan nøye observasjon av pasientens atferd, utseende og samspill gi verdifulle ledetråder om tilstanden.

Den første vurderingen er en dynamisk prosess som krever omfattende opplæring, øvelse, klinisk intuisjon og evne til å handle raskt på grunnlag av informasjonen som samles inn. Det er dette førsteinntrykket som ofte vil være retningsgivende for den videre behandlingen, noe som gjør dette til en av de viktigste fasene i behandlingen av akuttmedisinske pasienter.

## Beredskapsteknikker :
## fra gjenoppliving til intubering

Akuttmedisinske nødsituasjoner krever rask og besluttsom handling basert på presise tekniske ferdigheter for å redde liv. I denne verdenen er visse tiltak, som hjerte- og lungeredning (HLR) og intubasjon, blant de mest kritiske. De krever ikke bare spesialisert opplæring, men også evnen til å bevare roen under press.

1. Hjerte- og lungeredning (HLR)
   - **Formål:** Å gjenopprette blodsirkulasjonen og oksygentilførselen når hjertet slutter å slå.
   - Tekniske detaljer :
   - **Posisjonering**: Legg pasienten ned på et hardt underlag og stå ved siden av ham/henne.
   - **Kompresjon**: Legg hendene oppå hverandre og utøv et fast, raskt trykk mot brystbenet, slik at hjertet fylles mellom hvert trykk.
   - **Ventilasjon**: Etter 30 kompresjoner gir du to innblåsninger (hvis du er opplært til det), enten ved hjelp av munn-til-munn-metoden eller en maske.
2. Defibrillering
   - **Formål:** Å behandle ventrikkelflimmer eller pulsløs ventrikkeltakykardi ved å gi et elektrisk støt til hjertet.
   - Tekniske detaljer :
   - **Forberedelser**: Sørg for at pasienten er koblet fra alt ledende utstyr. Plasser elektrodene/ elektrodene på brystet i henhold til produsentens instruksjoner.
   - **Defibrillering**: Velg riktig energi, be alle om å bevege seg bort, og gi deretter støtet.
3. Håndtering av luftveier
   - **Mål:** Sikre frie luftveier for effektiv ventilasjon.
   - Tekniske detaljer :
   - **Posisjonering**: Bruk subluksasjon av hodet og løfting av haken eller underkjeven for å åpne luftveiene.
   - **Aspirasjon**: Bruk en aspirator for å fjerne sekret eller oppkast som blokkerer luftveiene.
4. Intubasjon
   - **Mål:** Å etablere en beskyttet luftvei og sikre adekvat ventilasjon, spesielt i situasjoner der spontan ventilasjon er kompromittert.
   - Tekniske detaljer :

- **Forberedelser**: Samle sammen alt nødvendig materiale, inkludert laryngoskop, endotrakealtube, stetoskop og tubefeste.
- **Posisjonering**: Plasser pasienten i "snuseposisjon" (cervikal ekstensjon og atlanto-occipital fleksjon).
- **Visualisering**: Før laryngoskopbladet inn i munnen, beveg tungen og visualiser stemmebåndene.
- **Innføring av tube**: Før endotrakealtuben gjennom stemmebåndene mens du visualiserer.
- **Bekreftelse**: Bekreft posisjonen ved hjelp av metoder som auskultasjon, kondensvisualisering eller kapnograf.

Hver av disse teknikkene krever ikke bare teknisk beherskelse, men også evnen til å samarbeide effektivt med hele det medisinske teamet. I det turbulente miljøet på akuttmottaket er suksess ofte avhengig av en kombinasjon av individuelle ferdigheter og upåklagelig teamkoordinering. Disse intervensjonene er selve essensen av akuttmedisin, der hvert sekund teller og liv ofte står på spill.

## Kommunikasjon i krisesituasjoner

- **Samarbeid med det medisinske teamet**

I akuttmedisinens hektiske og komplekse verden er samarbeid i det medisinske teamet avgjørende for å sikre trygg og effektiv pasientbehandling. Dette kapittelet utforsker dynamikken i samarbeidet mellom sykepleieren og de ulike medlemmene av det medisinske teamet, og hvordan denne synergien bidrar til bedre pleie.

1. Forståelse av de enkelte medlemmenes rolle
   - **Legen**: En klinisk leder som stiller diagnoser, foreskriver behandlinger og følger opp pasientens utvikling.
   - **Sykepleieren**: Spiller en sentral rolle i å koordinere pleie, administrere medisiner, overvåke pasienter og gi opplæring.
   - **Laboratorieteknikeren**: Analyserer prøver som grunnlag for diagnostisering og monitorering.
   - **Radiologen**: Tolker medisinske bilder og gir avgjørende informasjon for å stille en diagnose.
   - **Paramedisinsk personell**: Fysioterapeuter, ergoterapeuter, ernæringsfysiologer osv. bidrar alle med sin spesialkompetanse i pasientbehandlingen.
   - **Administrativt personale**: tar seg av de logistiske og organisatoriske aspektene og sørger for at enheten fungerer som den skal.
2. Effektiv kommunikasjon
   - **Aktiv** lytting: **Lytte aktivt** til medlemmenes bekymringer og forslag.
   - **Tilbakemelding**: Sørg for en kommunikasjonssløyfe, spesielt ved videreformidling av instruksjoner.
   - **Bruk av standardiserte verktøy**: Felles sjekklister, varslingssystemer og protokoller sikrer gjensidig forståelse.
3. Felles beslutningstaking
   - **Tverrfaglig diskusjon**: Regelmessige møter for å diskutere komplekse tilfeller og etablere en sammenhengende behandlingsplan.
   - **Få mest mulig ut av hvert enkelt medlems** kompetanse: Anerkjennelse og utnyttelse av individuell ekspertise for å forbedre omsorgen.
4. Håndtering av konflikter
   - **Proaktiv løsning**: Ta tak i problemer så snart de oppstår, før de blir verre.
   - **Mekling**: Ved behov kan en tredjepart trekkes inn for å finne en løsning.

- **Trening i mellommenneskelige ferdigheter**: Regelmessige samlinger for å styrke kommunikasjonen og den gjensidige forståelsen.

5. Løpende opplæring og utdanning
    - **Felles opplæring**: Samlinger der ulike yrkesgrupper lærer sammen for å forbedre samarbeidet.
    - **Rollespill**: Forståelse av andres ansvar, styrke empati og samarbeid.

Samarbeid i det medisinske teamet er selve hjertet i akuttmedisinen. Det overskrider det rent faglige samspillet og skaper et miljø der pasienten står i sentrum for en konstellasjon av eksperter som alle bidrar med sitt eget unike lys på veien mot bedring. Sykepleieren, som det sentrale leddet i dette teamet, spiller en avgjørende rolle når det gjelder å legge til rette for dette samarbeidet.

- **Kommunikasjon med pasienter og pårørende**

Kommunikasjon er kjernen i sykepleie. I den stressende akuttmedisinske konteksten er det ikke bare viktig å vite hvordan man etablerer en dialog med pasienter og pårørende for å gi god pleie, men også for å bygge opp et tillitsforhold. Dette kapittelet tar for seg nyansene i denne kommunikasjonen, teknikker for å legge til rette for den og betydningen av medfølelse og empati.

1. Innledende kontakt
    - **Rolig tilnærming**: En **rolig** inngang til rommet, et beroligende tonefall og en åpen holdning bidrar til å berolige pasienten.
    - **Tydelig presentasjon**: Du må alltid presentere deg selv og forklare hvilken rolle du har.
    - **Aktiv lytting**: Å la pasienten uttrykke sine bekymringer uten å bli avbrutt.

2. Effektive kommunikasjonsteknikker
- **Passende språk**: Unngå medisinsk sjargong og sørg for at pasienten og de nærmeste forstår informasjonen.
- **Åpne spørsmål**: Oppmuntre pasienten til å snakke fritt ved å stille åpne spørsmål.
- **Omformulering**: Gjenta det pasienten har sagt for å bekrefte gjensidig forståelse.

3. Håndtering av følelser
- **Gjenkjenne tegn på stress**: Gråt, uro, taushet eller sinne krever en sensitiv tilnærming.
- **Trøst**: En enkel menneskelig berøring, som en hånd på skulderen, kan gi stor trøst.
- **Rom for sorg**: I de vanskeligste situasjonene bør du gi de nærmeste rom og tid til å uttrykke følelsene sine.

4. Informer uten å overbelaste
- **Prioritering av informasjon**: Bestemme hva pasienten og familien absolutt trenger å vite, og hva som kan diskuteres senere.
- **Skriftlige dokumenter**: Brosjyrer eller informasjonsark kan bidra til å styrke forståelsen.

5. Kommunikasjon med familie og venner
- **Taushetsplikt**: Spør alltid pasienten om tillatelse før du deler medisinsk informasjon med familie og venner.
- **Involvering i pleien**: Oppmuntre pårørende til å stille spørsmål og delta i pleien der det er mulig.

6. Håndtere vanskelige situasjoner
- **Dårlige nyheter**: Gå forsiktig og empatisk til verks, sørg for et privat miljø og gi emosjonell støtte.
- **Konflikter**: Lytt til bekymringer, behold roen og tilkall om nødvendig en megler.

7. Oppfølging
- **Etterkontroll**: Gå regelmessig tilbake for å sikre at pasienten og de pårørende forstår og er komfortable med pleieplanen.

- **Ytterligere ressurser**: Oppgi kontakter eller henvisninger til ytterligere støtte, for eksempel støttegrupper eller rådgivningstjenester.

Å kommunisere med pasienter og pårørende innebærer mye mer enn bare å formidle informasjon. Det er en delikat kunst som krever empati, tålmodighet og medfølelse. I en hektisk akuttmedisinsk hverdag gjør denne kommunikasjonen omsorgen mer menneskelig og minner oss hele tiden om at det bak hver diagnose skjuler seg et menneske med håp, frykt og drømmer.

# Kapittel 4

# Vanlige patologier og sykepleie

# Hjerte- og karsykdommer

- **Hjerteinfarkt**

Hjerteinfarkt, også kjent som hjerteinfarkt, er en medisinsk nødsituasjon som kjennetegnes ved at en del av hjertemuskelen dør på grunn av manglende oksygentilførsel. Det er en av de vanligste dødsårsakene på verdensbasis. Kunnskap om hjerteinfarkt, årsaker, symptomer og behandling er viktig for alt helsepersonell som arbeider med akuttmedisin.

1. Hjertets anatomi og fysiologi
   - **Hjertemuskelen (myokardiet)**: oppbygning, funksjon og betydning for blodsirkulasjonen.
   - **Koronararterier**: De blodårene som er ansvarlige for oksygentilførselen til hjertet.
2. Årsaker og mekanismer for infarkt
   - **Aterosklerose**: Oppbygging av kolesterolplakk i arteriene, noe som reduserer blodgjennomstrømningen.
   - **Koronartrombose**: dannelse av en blodpropp som blokkerer en koronararterie og fratar en del av hjertet oksygen.
   - **Risikofaktorer**: Røyking, høyt blodtrykk, diabetes, overvekt, familiehistorie osv.
3. Symptomer på hjerteinfarkt
   - **Brystsmerter**: Beskrives ofte som trykk, knusing eller smerter som stråler ut i arm, kjeve eller rygg.
   - Kortpustethet
   - Svette, kvalme eller svimmelhet
   - **Atypiske symptomer**: Spesielt hos kvinner, eldre og diabetikere.
4. Diagnose av infarkt
   - **Elektrokardiogram (EKG)**: Måler hjertets elektriske aktivitet og avslører områder med skader.
   - **Blodprøver**: Måling av hjerteenzymer som frigjøres ved skade på hjertemuskelen.

- **Koronar angiografi:** En avbildningsteknikk som visualiserer koronararteriene.
5. Øyeblikkelig hjelp
    - **Stabilisering av pasienten**: overvåking av vitale tegn, administrering av oksygen og smertestillende medisiner.
    - **Reperfusjon**: Rask gjenoppretting av blodgjennomstrømningen, enten ved hjelp av trombolyse (blodproppoppløsende medikamenter) eller perkutan koronar intervensjon (angioplastikk).
    - **Medisinering**: Betablokkere, antikoagulantia, statiner og andre for å behandle og forebygge andre hjertehendelser.
6. Rekonvalesens og rehabilitering
    - **Postinfarktbehandling**: Overvåking på intensivavdelingen, vurdering av hjertefunksjon og langsiktig behandlingsplanlegging.
    - **Hjerterehabilitering**: Veiledede programmer som kombinerer trening, opplæring og støtte for å hjelpe pasientene tilbake til et normalt liv og forebygge et nytt hjerteinfarkt.
    - **Livsstilsendringer**: Røykeslutt, sunt kosthold, regelmessig mosjon og stressmestring.
7. Forebygging av hjerteinfarkt
    - **Kontroll av risikofaktorer**: høyt blodtrykk, kolesterol, diabetes.
    - **Forebyggende medisiner**: Aspirin, statiner, antihypertensiva.
    - **Pasientopplæring**: Gjenkjenne faresignalene og når man bør søke hjelp.

Hjerteinfarkt er en alvorlig medisinsk hendelse som krever rask og kompetent behandling. Med riktig behandling kan mange pasienter bli friske og leve et fullverdig og aktivt liv. Forebygging er imidlertid fortsatt nøkkelen til å redusere risikoen for hjerteinfarkt og potensielt dødelige komplikasjoner.

- **Akutt hjertesvikt**

Hjertesvikt er en tilstand der hjertet ikke klarer å pumpe blod i tilstrekkelig grad for å dekke kroppens behov. Akutt hjertesvikt (AHF) representerer en rask forverring eller første manifestasjon av hjertesvikt, som ofte krever øyeblikkelig legehjelp.

1. Forståelse av sykdommen
   - **Hjertefysiologi**: Hvordan hjertet fungerer normalt for å sikre blodsirkulasjonen.
   - **Typer svikt**: Venstre, høyre eller global hjertesvikt.
2. Årsaker til akutt hjertesvikt
   - Koronar hjertesykdom
   - Ukontrollert hypertensjon
   - Valvulopati
   - Kardiomyopatier
   - Forstyrrelser i hjerterytmen
   - **Annet**: infeksjoner, legemiddeltoksisitet osv.
3. Symptomer og kliniske tegn
   - Kortpustethet
   - Lungeødem
   - Ekstrem tretthet
   - Hevelse i bena, anklene og føttene
   - Vedvarende eller pipende hoste
   - Rask vektøkning
4. Diagnose
   - **Lytt etter hjertelyder**: Identifiser bi**lyd** og knitring i lungene.
   - **Ekkokardiografi**: Direkte visualisering av hjertets funksjon.
   - **Røntgen thorax**: Identifisering av lungetetthet.
   - **Blodprøver**: Måling av BNP-nivåer (brain natriuretic peptide), en markør for CIA.
5. Terapeutisk behandling
   - **Stabilisering**: administrering av oksygen, halvsittende stilling.

- Legemidler :
- **Diuretika**: For å redusere væskeoverskudd.
- **Vasodilatatorer**: For å utvide blodårene.
- **Inotroper** : For å forbedre hjertets kontraktilitet.
- **Ventilasjonsassistanse**: I alvorlige tilfeller der pasienten ikke får tilstrekkelig oksygen.
- **Avanserte behandlinger**: ventrikkelhjelpemidler, hjertetransplantasjon.

6. Opplæring og oppfølging
- **Selvmonitorering**: Lær pasientene å gjenkjenne forløpersymptomene til en forverring.
- **Livsstilsendringer**: saltfattig kosthold, vektkontroll, overvåking av medisinering.
- **Handlingsplan**: Når og hvordan du skal søke medisinsk hjelp.

7. Forebygging
- **Behandling av underliggende sykdommer**: Blodtrykkskontroll, behandling av koronar hjertesykdom.
- **Vaksinasjoner**: Forebygge luftveisinfeksjoner, som kan forverre CIA.
- **Unngå utløsende faktorer**: Overdrevent inntak av væske eller salt, visse ikke-reseptbelagte medisiner.

Akutt hjertesvikt er en alvorlig tilstand som krever rask medisinsk behandling. Tidlig intervensjon, kombinert med riktig pasientopplæring, kan forbedre prognosen og livskvaliteten betydelig.

## Problemer med luftveiene

### • Alvorlig akutt astma

Astma er en kronisk betennelsessykdom i luftveiene som kjennetegnes av tilbakevendende episoder med hoste, tungpustethet, tungpustethet og tetthet i brystet. Alvorlig akutt astma, ofte kalt "astmaanfall", er en intens forverring av disse symptomene som kan være livstruende og krever umiddelbar medisinsk behandling.

1. Forståelse av astma
   - **Lungeanatomi**: Luftveienes funksjon og struktur.
   - **Astmaens patofysiologi**: Betennelse, bronkokonstriksjon og hypersekresjon av slim.
2. Utløsende faktorer
   - **Allergener**: Pollen, støvmidd, muggsopp, dyrehår.
   - **Irriterende stoffer**: Tobakksrøyk, luftforurensning, parfyme.
   - Luftveisinfeksjoner: forkjølelse, influensa.
   - Følelsesmessige faktorer: Stress, angst.
   - **Annet**: Medisinering, trening uten oppvarming, værforhold.
3. Symptomer og tegn på alvorlig akutt astma
   - Rask, overfladisk pusting
   - Tungpustethet i brystet som kan høres på avstand
   - Innlagt tale
   - Synlig angst eller panikk
   - Bruk av hjelpemuskler for å puste
   - Cyanose (blåaktig misfarging av huden)
4. Diagnose
   - **Klinisk vurdering**: Observere og lytte til luftveiene.
   - **Spirometri**: Måling av respirasjonsvolum og -flow (ofte begrenset i krisesituasjoner).
   - **Oksygenmetning**: Ved hjelp av et pulsoksymeter.
5. Terapeutisk behandling
   - **Hurtigvirkende bronkodilatatorer**: Salbutamol eller terbutalin, vanligvis administrert med inhalator eller forstøver.
   - **Systemiske steroider**: for eksempel prednisolon for å redusere betennelse.
   - **Oksygen**: For pasienter med respirasjonsbesvær eller lav oksygenmetning.

- **Tett oppfølging**: Regelmessig vurdering av vitale tegn, respirasjonsfunksjon og oksygenmetning.
- **Sykehusinnleggelse**: I tilfeller der anfallet ikke responderer raskt på behandling eller er spesielt alvorlig.

6. Opplæring og forebygging
   - **Astmahandlingsplan**: et skriftlig, personlig verktøy som hjelper pasienter med å gjenkjenne og håndtere tidlige forverringer.
   - **Triggerhåndtering**: Identifisere og minimere eksponering for personlige triggere.
   - **Nødinhalatorer**: Ha alltid en hurtigvirkende bronkodilatator tilgjengelig.
   - **Inhalasjonsteknikker**: Sørg for at pasientene bruker inhalasjonsapparatene riktig.

7. Regelmessig overvåking
   - **Oppfølgingskonsultasjoner**: Regelmessig vurdering av lungefunksjon, symptomenes alvorlighetsgrad og justering av medisinering.
   - **Vaksinasjoner**: mot influensa og lungebetennelse for å redusere risikoen for forverringer.

Et alvorlig akutt astmaanfall er en medisinsk nødsituasjon som krever rask inngripen. God pasientopplæring, kombinert med en personlig tilpasset behandlingsplan, kan bidra til å forebygge mange forverringer og sikre rask behandling når det er nødvendig.

## • Lungeemboli

Lungeemboli (PE) er en potensielt dødelig tilstand forårsaket av en blodpropp som vandrer til lungene og vanligvis blokkerer en eller flere lungearterier. Dette svekker blodtilførselen til lungene og kan påvirke kroppens evne til å tilføre oksygen til blodet.

1. Forståelse av lungeemboli
   - **Lungefysiologi**: Hvordan lungene mottar blod for oksygenering.
   - **Trombose og emboli**: Dannelse og migrasjon av blodpropper.
2. Årsaker og risikofaktorer
   - **Dyp venetrombose (DVT)**: dannelse av en blodpropp i de dype venene, vanligvis i bena, som kan løsne og vandre til lungene.
   - **Langvarig immobilisering**: Sykehusinnleggelse, langdistansereiser.
   - **Kirurgi**: Spesielt ortopedisk kirurgi eller buk- og bekkenkirurgi.
   - Kreft.
   - Graviditet og tiden etter fødselen.
   - **Hormonelle behandlinger**: orale prevensjonsmidler, hormonerstatningsterapi.
   - Genetiske tilstander: Trombofilier.
3. Symptomer og kliniske tegn
   - Plutselig kortpustethet.
   - **Brystsmerter**: forverres ved dyp pusting.
   - **Hoste**: Noen ganger med blod.
   - Cyanose.
   - Takykardi.
   - Synkope eller svimmelhet.
4. Diagnose
   - **Lungeangiografi**: Gullstandard, men brukes sjelden.
   - Lungescintigrafi.
   - Doppler-ultralyd av underekstremitetene: for å se etter assosiert DVT.
   - Computertomografi (CT) av lungene med injeksjon: Stadig vanligere.
   - **Blodprøver**: D-dimer for å utelukke diagnosen.
5. Terapeutisk behandling
   - Antikoagulasjon: Heparin med lav molekylvekt, warfarin eller direkte orale antikoagulantia.

- **Trombolyse: Ved** massiv lungeemboli eller hemodynamisk ustabilitet.
- **Venafilter**: For pasienter med kontraindikasjoner mot antikoagulasjon.
- **Kirurgisk embolektomi**: Brukes sjelden, unntatt i ekstreme tilfeller.

6. Forebygging
- **Antikoagulasjonsprofylakse** : For risikopasienter under sykehusinnleggelse eller etter visse kirurgiske inngrep.
- **Kompresjonsstrømper**: Reduserer risikoen for DVT.
- **Tidlig mobilisering**: Etter operasjon eller ved lengre sykehusopphold.

7. Opplæring og oppfølging
- **Gjenkjenne symptomer**: viktigheten av rask behandling.
- **Antikoagulantia**: Informasjon om tegn på blødning, legemiddelinteraksjoner og regelmessig monitorering.
- **Modifiserbare risikofaktorer**: Oppfordre folk til å slutte å røyke, gå ned i vekt om nødvendig og redusere hormonelle risikofaktorer.

Lungeemboli er en medisinsk nødsituasjon som krever rask intervensjon og riktig behandling. Gjenkjennelse av symptomer, forebygging hos risikopasienter og pasientopplæring om antikoagulantia er avgjørende for å redusere sykeligheten og dødeligheten forbundet med denne tilstanden.

## Sepsis og septisk sjokk

Sepsis er en ekstrem kroppslig reaksjon på en infeksjon som kan føre til vevsskade, organsvikt og død. Septisk sjokk er en komplikasjon til sepsis som kjennetegnes av dyp og vedvarende arteriell hypotensjon til tross for adekvat vaskulær fylling, noe som fører til utilstrekkelig perfusjon av organene.

1. Definisjon og forståelse
   - **Sepsis:** Systemisk inflammatorisk respons på infeksjon.
   - **Septisk sjokk:** sepsis med vevshypoperfusjon til tross for adekvat volumresuscitering.
2. Årsaker og risikofaktorer
   - **Bakterielle infeksjoner:** Hyppigere, inkludert lungebetennelse, urinveisinfeksjoner og bukhinnebetennelse.
   - Virus-, sopp- eller parasittinfeksjoner: Mindre vanlig, men mulig.
   - **Immunsuppresjon:** Kreft, kjemoterapi, steroider, HIV.
   - Høy alder.
   - **Kroniske tilstander:** diabetes, nyre- eller hjertesvikt.
   - **Medisinske inngrep:** katetre, kirurgi, mekanisk ventilasjon.
3. Symptomer og kliniske tegn
   - Feber eller hypotermi.
   - Takykardi.
   - **Takypné** eller hyperventilering.
   - Endret mental tilstand: Forvirring, døsighet.
   - **Arteriell hypotensjon** (spesielt ved septisk sjokk).
   - **Oliguri:** redusert urinproduksjon.
4. Diagnose
   - **Blodprøver:** Økning i leukocytter, økning i laktat, koagulasjonsforstyrrelser.
   - **Blodkulturer:** Identifiser smittestoffet.
   - **Bildediagnostikk:** Røntgen av brystkassen, CT-skanning, ultralyd for å lokalisere infeksjonskilden.
   - **Prøver:** Urin, CSF, pleuravæske eller peritonealvæske for dyrkning.
5. Terapeutisk behandling
   - **Empirisk antibiotikabehandling:** Rask administrering av bredspektret antibiotika.

- **Volumresuscitering**: krystalloider eller til og med kolloider.
- **Hemodynamisk støtte**: Vasopressorer som noradrenalin ved septisk sjokk.
- **Organstøtte om nødvendig**: mekanisk ventilasjon, dialyse.
- **Kildekontroll**: Drenering, kirurgi eller fjerning av medisinsk utstyr hvis dette er kilden til infeksjonen.

6. Komplikasjoner
- **Multippel organdysfunksjon**: Multippel organskade på grunn av betennelse og hypoperfusjon.
- **Koagulopati**: Koagulasjonsforstyrrelser som kan føre til blødning eller trombose.
- Akutt nyresvikt.

7. Forebygging og opplæring
- **Hygiene**: håndvask, aseptiske teknikker.
- **Vaksinasjoner**: Forebygging av infeksjoner som kan føre til sepsis.
- **Gjenkjenne tidlige tegn**: viktigheten av rask medisinsk intervensjon ved mistanke.
- **Oppfølging etter sepsis**: Overvåking av potensielle ettervirkninger og psykologisk støtte.

Sepsis og septisk sjokk er alvorlige medisinske nødsituasjoner. Rask gjenkjennelse og riktig, intensiv behandling er avgjørende for å redusere dødeligheten og følgetilstandene forbundet med disse tilstandene. Målrettet opplæring av helsepersonell og allmennheten er avgjørende for å forbedre resultatene.

## Traumer og skader

Traumer og skader er kroppslige skader som skyldes ytre fysiske krefter. De kan variere fra enkle blåmerker til livstruende skader. Sykepleierens rolle er avgjørende for å vurdere, stabilisere og behandle disse pasientene i nært samarbeid med det medisinske teamet.

1. Klassifisering av traumer
   - **Lukket traume**: Ingen brudd i huden (f.eks. kontusjon, ikke-åpent brudd).
   - **Åpent traume**: Brudd på huden (f.eks. sår, åpne brudd).
   - **Penetrerende traumer**: Skader forårsaket av skarpe gjenstander eller prosjektiler (f.eks. skuddsår, knivstikk).
2. Skademekanismer
   - Fall.
   - **Trafikkulykker**: fotgjengere, syklister, bilister.
   - Knusing.
   - Skarpe sår eller stikkskader.
   - **Forbrenning**: Termisk, kjemisk, elektrisk.
   - **Vold: Vold i** hjemmet, overfall, slåssing.
3. Første vurdering
   - **ABCDE-tilnærming**: Luftveier (A), pust (B), sirkulasjon (C), nevrologisk svikt (D), eksponering/miljø (E).
   - **Triage**: Vurdere alvorlighetsgrad og prioritere behandling.
   - **Fullstendig fysisk undersøkelse**: se etter skjulte lesjoner.

4. Terapeutisk behandling
   - **Stabilisering**: Immobilisering, oksygenering, venøs tilgang.
   - **Gjenopplivning**: I tilfelle hjertestans.
   - Smertebehandling: Analgesi.
   - **Kirurgi**: For å behandle brudd, indre blødninger eller andre skader.
5. Overvåking av komplikasjoner
   - **Blødning**: Ytre og indre **blødninger.**
   - **Organdysfunksjon**: respirasjonssvikt, nyresvikt.
   - **Infeksjoner**: På åpne sår.

- **Nevrologiske komplikasjoner**: hodeskader, ryggmargsskader.
6. Psykologisk støtte
    - **Håndtering av posttraumatisk stress**: lytte, støtte, henvisning til spesialister.
    - Kommunikasjon med pasienter og pårørende: gi informasjon, trygghet og støtte.
7. Forebygging av skader
    - **Folkeopplysning**: Trafikksikkerhetskampanjer, forebygging av fall blant eldre.
    - **Verneutstyr**: Hjelmer, sikkerhetsbelter, refleksvester.
8. Omskolering og rehabilitering
    - **Fysioterapi**: For å gjenopprette bevegeligheten etter brudd eller operasjoner.
    - **Ergoterapi**: Hjelper mennesker med å gjenvinne sin selvstendighet i hverdagslige aktiviteter.
    - **Medisinsk oppfølging**: For å kontrollere tilhelingen og forebygge ettervirkninger.

Traumer og skader er vanlige i akuttmedisin. Sykepleiere spiller en sentral rolle i behandlingen av disse pasientene, fra de ankommer akuttmottaket til de henvises til en egnet spesialitet eller skrives ut. Hurtighet, presisjon og koordinering med det medisinske teamet er avgjørende for å sikre best mulig behandling.

# Kapittel 5

# DEN PSYKOLOGISKE DIMENSJONEN AKUTTMEDISIN

# Håndtering av stress og utbrenthet

Akuttmedisin er et krevende og stressende felt, der sykepleiere ofte konfronteres med situasjoner der liv og død står på spill. Dette konstante presset, kombinert med lange arbeidsdager og interaksjon med pasienter og familier som ofte er engstelige eller fortvilte, kan føre til intenst stress og utbrenthet. Det er viktig for sykepleiere å forstå, gjenkjenne og håndtere disse utfordringene for å sikre optimal pasientbehandling og ivareta sitt eget velvære.

1. Forståelse av stress og utbrenthet
   - **Definisjoner**: Skille mellom daglig stress, kronisk stress og utbrenthet.
   - **Årsaker i medisinsk sammenheng**: press, nødsituasjoner, emosjonell håndtering, interaksjon mellom pasient og helsepersonell.
2. Gjenkjenne tegn og symptomer
   - **Fysisk**: Tretthet, søvnforstyrrelser, hodepine, mage- og tarmproblemer.
   - **Følelsesmessig**: Irritabilitet, følelse av utilstrekkelighet, distanse, angst.
   - **Atferd**: Utsettelse, unngåelse av oppgaver, forsømmelse av ansvar.
3. Innvirkning på pasientbehandlingen
   - **Risiko for medisinske feil**: forhastede beslutninger, forglemmelser, uaktsomhet.
   - **Interaksjon mellom pasient og helsepersonell**: Mindre empati, svekket kommunikasjon, misnøye hos pasienten.
4. Strategier for stressmestring
   - Avspenningsteknikker: dyp pusting, meditasjon, yoga.
   - **Tidsstyring**: planlegging, delegering, pauser.
   - **Profesjonelle grenser**: Å kjenne sine egne grenser, vite hvordan man sier nei, ta fri.

5. Forebygging av utbrenthet
   - **Veiledning og mentoring**: Støtte fra erfarne kolleger.
   - **Løpende opplæring**: stressmestringsteknikker, kommunikasjon og lederskap.
   - **Balanse mellom jobb og fritid**: Sørg for at du har tid til deg selv, familien og hobbyene dine.
6. Betydningen av støtte
   - **Tverrfaglige team**: samarbeid og ansvarsdeling.
   - **Terapi og rådgivning**: Å ha et sted der du kan diskutere og bearbeide følelsene dine.
   - **Støttegrupper**: Utveksle ideer med kolleger som står overfor de samme utfordringene.
7. Tilgjengelige ressurser
   - **Institusjonelle programmer**: Trivselsprogrammer, psykologiske konsultasjoner.
   - **Profesjonelle organisasjoner**: sykepleierforeninger, fagforeninger.
   - **Litteratur og opplæring**: Bøker, seminarer og webinarer om stressmestring og forebygging av utbrenthet.
8. Anerkjennelse og handling
   - **Erkjenn virkeligheten**: Erkjenn at ingen er immune mot stress eller utmattelse.
   - **Be om hjelp**: Henvend deg til kolleger, ledelsen eller en fagperson.

Sykepleiere er et viktig ledd i pleiekjeden. For å sikre optimal pleie og omsorg er det avgjørende at de har god psykisk og fysisk helse. Å gjenkjenne og håndtere stress og utbrenthet er avgjørende for å sikre kvaliteten på pleien og sykepleiernes velvære.

## Støtte til pasienter i kritiske øyeblikk

I akuttmedisin er sykepleiere ofte det første kontaktpunktet for pasienter og pårørende i vanskelige situasjoner, enten det dreier seg om en alvorlig diagnose, gjenoppliving eller en usikker prognose. I slike situasjoner er sykepleierens evne til å gi empatisk og kompetent støtte avgjørende for pasientens velvære og for å etablere et tillitsforhold.

1. Gjenkjenne den følelsesmessige påvirkningen
   - **Anerkjenne pasientens sårbarhet**: følelsesmessige reaksjoner, frykt og engstelse.
   - **Forståelse av pårørendes rolle**: deres følelse av maktesløshet, deres behov for informasjon og støtte.
2. Empatisk kommunikasjon
   - **Aktiv lytting**: Gi pasientene rom og tid til å uttrykke følelsene sine.
   - **Unngå medisinsk sjargong**: Uttrykk deg tydelig og enkelt.
   - **Validere pasientens følelser**: Anerkjenne og akseptere **pasientens** følelser uten å dømme.
3. Gi tydelig og presis informasjon
   - **Vær ærlig**: Ikke skjul eller bagatelliser alvoret i en situasjon.
   - **Tilby forklaringer**: Hjelp pasientene med å forstå den medisinske situasjonen.
   - **Svar på spørsmål**: Ta deg tid til å avklare eventuelle tvilstilfeller eller bekymringer.
4. En betryggende fysisk tilstedeværelse
   - **Terapeutisk berøring**: En enkel hånd på skulderen kan gi trøst.
   - **Holdning**: Gå ned på pasientens nivå og oppretthold øyekontakt.
5. Involvere pasienten i beslutningsprosessen
   - **Tilby valgmuligheter**: Selv i kritiske situasjoner kan pasienter ha preferanser.
   - **Respektere pasientens autonomi**: Anerkjenne **pasientens** rett til å akseptere eller avslå visse typer behandling.

6. Støtte til slektninger
   - **Gi rom for å snakke**: Pårørende har også behov for å uttrykke følelsene sine.
   - **Tilby ressurser**: Informere folk om tilgjengelige støttetjenester, for eksempel sosialarbeidere eller psykologer.
7. Samarbeid med omsorgsteamet
   - **Utveksling med leger**: Å ha oppdatert informasjon om pasientens tilstand.
   - **Hjelpe kolleger**: dele følelser og tilnærmingsstrategier.
8. Beskytt deg selv følelsesmessig
   - **Erkjenn dine egne begrensninger**: Aksepter at du ikke alltid kan "kurere" pasientens sykdom.
   - **Finn steder der du kan koble av**: ta pauser, snakk med kolleger, bruk personlige støtteressurser.
9. Refleksjoner etter krisen
   - **Debriefing med teamet**: Analyse av hva som gikk bra og hva som kan forbedres.
   - **Tilbakemeldinger fra pasienter og pårørende**: for å gjøre det mulig for dem å uttrykke hva de mener om pleien som gis.
10. Videreutdanning
    - **Utvikling av kommunikasjonsferdigheter**: opplæring, simuleringer, rollespill.
    - **Bli kjent med psykologiske støtteverktøy**: lære å gjenkjenne og håndtere symptomer på stress.

Å støtte en pasient i en kritisk fase er en av de edleste, men også mest krevende oppgavene for en sykepleier. Det krever en kombinasjon av faglig dyktighet, emosjonell forståelse og personlig utholdenhet. Det er i slike situasjoner at den menneskelige siden av sykepleieryrket virkelig kommer til sin rett.

# Betydningen av debriefing etter større hendelser

I hjertet av akuttmedisinske tjenester utsettes sykepleiere regelmessig for stressende, uventede og noen ganger traumatiske situasjoner. Debriefing etter en kompleks gjenopplivning, en uventet hendelse eller et dødsfall er et viktig verktøy. Debriefing i etterkant av en hendelse er ikke bare en stressmestringsteknikk, men en helhetlig tilnærming som fremmer robusthet, læring og kontinuerlig forbedring av pleiekvaliteten.

1. Definere debriefing
   - **Hva er en debriefing?** En strukturert diskusjon i etterkant av en hendelse.
   - **Hovedmålene er å** forstå, lære og støtte.
2. Psykologiske fordeler
   - **Å uttrykke og bearbeide følelser**: Et trygt sted der du kan snakke om følelsene dine.
   - **Redusere risikoen for posttraumatisk stress**: Gjenkjenne og håndtere tidlige symptomer.
   - **Økt kollektiv støtte**: Styrke følelsen av tilhørighet og solidaritet i teamet.
3. Oppmuntre til læring
   - Identifiser **suksesser**: Erkjenn hva som har fungert bra.
   - **Analyser forbedringsområder**: Vurder hvordan du kan gjøre ting bedre i fremtiden, uten å dømme.
   - **Handlingsplan for fremtiden**: Implementere konkrete løsninger for å unngå å gjenta feilene.
4. Forbedre kommunikasjonen i teamet
   - **Oppmuntre til tverrfaglig utveksling**: bringe sammen ulike perspektiver for en global forståelse.
   - **Styrke samholdet i teamet**: Verdsette det kollektive arbeidet og betydningen av hvert enkelt medlem.

- **Utvikle en tilbakemeldingskultur**: Oppmuntre til åpen og konstruktiv kommunikasjon.
5. Optimalisering av behandlingskvaliteten
    - **Identifisere systemfeil**: Identifisere strukturelle eller organisatoriske problemer.
    - **Implementere endringer**: Justere protokoller eller praksis basert på tilbakemeldinger.
    - **Overvåke og evaluere forbedringer**: Måle effekten av endringene som er gjort.
6. Strukturere debriefingen
    - **Når bør den gjennomføres?** Helst kort tid etter hendelsen, men ta hensyn til avdelingens umiddelbare behov.
    - **Hvem bør delta?** Alle medlemmer av teamet som er involvert, og eventuelt en ekstern tilrettelegger.
    - **Hvordan bør den gjennomføres?** Med et åpent sinn, uten å dømme, etter et rammeverk eller en guide.
7. Debriefing og etikk
    - **Konfidensialitet**: Sikre at diskusjonene forblir innenfor teamet.
    - **Ikke-dømming** : Innta en holdning preget av lytting og gjensidig forståelse.
    - **Respekt for hver enkelt deltaker**: Alle skal føle seg frie til å uttrykke seg uten frykt for konsekvenser.
8. Opplæring i debriefing
    - **Lær deg fasiliteringsteknikker**: hvordan du styrer en konstruktiv diskusjon.
    - **Gjenkjenne tegn på stress**: Henvis til profesjonell støtte om nødvendig.
    - **Integrer debriefing i teamkulturen**: Gjør det til en fast rutine, ikke bare etter store hendelser.

Å avslutte en stor hendelse med en debriefing betyr ikke bare å "vende blad", men snarere å bygge videre på erfaringene for å styrke teamet, forbedre yrkesutøvelsen og sikre best mulig kvalitet på behandlingen av fremtidige pasienter.

# Kapittel 6

# ETIKK OG JUSS I AKUTTMEDISIN

# Samtykke og kapasitet

I den medisinske verden er respekt for pasientens autonomi et grunnleggende prinsipp. Informert samtykke og muligheten til å gi samtykke er kjernen i dette prinsippet. I akuttmedisinen, der beslutninger ofte må tas raskt og pasientene kan være i en endret tilstand, kan det imidlertid være komplisert å navigere på disse områdene. Det er et område som krever både en dyp forståelse av de etiske og juridiske aspektene og evnen til å kommunisere effektivt.

1. Grunnleggende prinsipper
   - **Hva er informert samtykke**: En frivillig beslutning basert på fullstendig informasjon.
   - **Forståelsesevne**: Evnen til å forstå og vurdere konsekvensene av egne beslutninger.
2. Vurdere kapasitet
   - **Kriterier for vurdering av ferdigheter**: Forstå informasjon, vurdere situasjonen, resonnere og kommunisere en beslutning.
   - **Faktorer som kan påvirke kapasiteten**: Medisinering, psykisk sykdom, akutte tilstander som delirium osv.
   - **Tverrfaglig vurdering**: samarbeid med fagpersoner som psykiatere eller sosialarbeidere.

3. Innhenting av informert samtykke
   - **Gi omfattende informasjon**: inngrepets art, fordeler, risiko, alternativer.
   - **Forsikre deg om at pasienten forstår**: Bruk et klart og tydelig språk, kontroller at **pasienten har** forstått, oppmuntre til å stille spørsmål.
   - **Dokumentere samtykke**: Viktig av juridiske og etiske grunner.

4. Spesielle situasjoner
- **Bevisstløse eller alvorlig syke pasienter**: Bruk av forhåndsdirektiv eller en juridisk representant.
- **Mindreårige og samtykke**: Samtykkekompetanse versus myndighetsalder.
- **Nødsituasjoner der samtykke ikke kan innhentes**: livreddende inngrep, juridiske rammer.

5. Avslag på behandling
- **Respekt for autonomi**: Selv om det går imot medisinske råd.
- **Vurder kapasitet**: Sørg for at avslaget er basert på intakt kapasitet.
- **Konsekvenser og ansvar**: Informer pasienten, dokumenter nøye.

6. Forhåndsdirektiv og fullmakter
- Når de kommer inn i bildet: Ved manglende kapasitet.
- **Viktigheten av å oppdatere**: Situasjoner og ønsker kan endre seg.
- **Proaktiv diskusjon med pasientene**: Oppmuntre pasientene til å tenke gjennom og dokumentere sine ønsker.

7. Etiske dilemmaer
- Konflikter mellom det medisinske teamet og pasienten eller familien: forhandlinger, mekling.
- Respekt for autonomi versus nytte for pasienten: Når pasientens interesser står på spill.
- **Kollegiale beslutninger**: rådføre seg med fagfeller og etiske komiteer.

8. Betydningen av kommunikasjon
- **Empatiske kommunikasjonsteknikker**: aktiv lytting, validering av følelser.
- **Håndtering av uenighet**: pasientsentrert tilnærming, søke felles grunnlag.
- **Inkluder familie og venner**: De kan gi verdifull informasjon og støtte beslutningsprosessen.

Respekt for samtykke og samtykkekompetanse er avgjørende for å ivareta pasientens verdighet og rettigheter, selv i nødsituasjoner. Alle sykepleiere må være rustet til å navigere i disse til tider vanskelige farvannene med dyktighet, medfølelse og klarhet.

## Omsorg ved livets slutt i en akutt situasjon

Å gi omsorg ved livets slutt i en akuttmedisinsk situasjon kan være en av de mest komplekse og følelsesmessig ladede utfordringene en sykepleier kan stå overfor. Den raske, intervensjonistiske tilnærmingen som er typisk for akuttmedisinen, står ofte i kontrast til behovene til en uhelbredelig syk pasient, der trøst, verdighet og emosjonell støtte kan være viktigere enn kurative tiltak. I dette kapittelet utforsker vi hvordan man kan yte denne viktige omsorgen i en akuttsituasjon.

1. Gjenkjenne den terminale fasen
   - **Forstå tegnene**: fysiologiske endringer, symptomer og indikatoratferd.
   - **Kommunikasjon med teamet**: samarbeid for å gjenkjenne og forstå sykdomsforløpet.
   - **Respektere pasientens ønsker**: forhåndsdirektiv, tidligere diskusjoner og uttrykte ønsker.
2. Omdefinering av omsorgsmålene
   - **Fra kurativ til palliativ**: overgang fra tiltak som tar sikte på å kurere til tiltak som tar sikte på å lindre.
   - **Beslutningen om ikke å gjenopplive (DNR)**: Forstå, respektere og kommunisere direktiver.
   - **Avslutning av intensive intervensjoner**: Bestemme når og hvordan behandling som respiratorbehandling eller dialyse skal avsluttes.

3. Håndtering av symptomer
- **Smerte**: vurdering, medikamentell og ikke-medikamentell behandling.
- **Pustebesvær**: Lindre pustebesvær uten å forverre situasjonen.
- **Agitasjon og delirium**: Gjenkjenne og håndtere disse tilstandene for å sikre maksimal komfort.
- **Andre vanlige symptomer**: Kvalme, forstoppelse, xerostomi.

4. Emosjonell og åndelig støtte
- **Følge pasienten**: Aktiv lytting, trøstende tilstedeværelse.
- **Støtte til familie og venner**: Hjelp til å håndtere sorg og gi rom for å uttrykke følelser.
- **Åndelig omsorg**: integrering av prester eller åndelige rådgivere i pleieplanen.

5. Kommunikasjon
- **Overbringe vanskelige nyheter**: Teknikker for deling av sensitiv informasjon.
- **Tilrettelegging av samtaler ved livets slutt**: Utforsk pasientens ønsker og bekymringer.
- **Mekle i uenigheter**: forhandle og finne et felles grunnlag mellom det medisinske teamet, pasienten og familien.

6. Kulturelle og etiske aspekter
- **Respekt for kulturell tro og praksis**: Forståelse og integrering av ulike kulturelle perspektiver.
- **Etiske beslutninger**: Navigere i dilemmaer som kunstig ernæring eller væsketilførsel.

7. Egenomsorg for profesjonelle
- **Gjenkjenne emosjonell utmattelse**: Tegn og symptomer på utbrenthet.
- **Resiliensstrategier**: avspenningsteknikker, kollegastøtte, veiledning.
- **Debriefing etter et dødsfall**: Deling, refleksjon og læring fra hver enkelt opplevelse.

8. Obduksjon
- **Kroppspleie**: Respekt, verdighet og prosedyrer etter døden.
- **Støtte til pårørende etter dødsfall**: sorgrådgivning, ressurser og veiledning.

Å ta seg av en uhelbredelig syk pasient i en akuttavdeling krever en unik kombinasjon av tekniske ferdigheter og medfølelse. Det er viktig å nærme seg hver situasjon med empati, respekt og åpenhet, samtidig som man gir best mulig omsorg for å sikre pasientens og familiens komfort og verdighet.

## Dokumentasjon og konfidensialitet

I helsesektoren er nøyaktig og fullstendig dokumentasjon avgjørende, ikke bare for å sikre kontinuitet i behandlingen, men også for å respektere pasientenes juridiske og etiske rettigheter. Samtidig er konfidensialitet selve kjernen i tillitsforholdet mellom pasient og helsepersonell. Å håndtere disse problemstillingene i et akuttmedisinsk miljø, der det ofte haster og går fort, krever spesialkompetanse.

1. Betydningen av dokumentasjon
    - **Kontinuitet i behandlingen**: hvordan nøyaktig dokumentasjon fremmer sammenhengende, koordinert behandling.
    - **Juridisk ansvar**: Det juridiske aspektet ved medisinsk dokumentasjon.
    - **Kommunikasjon mellom helsepersonell**: Tilrettelegge for utveksling og overganger mellom team og avdelinger.
2. Hovedelementene i dokumentasjonen
    - **Identifikasjonsdata**: Grunnleggende informasjon om pasienten.

- **Innledende vurdering**: Innledende observasjoner, symptomer, vitale tegn.
- **Pleieplan**: Planlagte tiltak, mål, behandlinger.
- **Fremdrift og oppfølging**: Regelmessige oppdateringer om pasientens tilstand og respons på behandlingen.
- **Spesielle merknader**: Allergier, forhåndsdirektiver, viktige beslutninger.
- **Overføringer og utskrivelser**: Informasjon som skal deles i forbindelse med en omsorgsovergang.

3. Prinsipper for konfidensialitet
   - **Respekt for pasientenes rettigheter**: retten til personvern og sikkerhet for personopplysninger.
   - **Forskrifter og standarder**: Lokal og nasjonal lovgivning, etiske standarder.
   - **Konsekvenser av et brudd**: juridiske, etiske og faglige implikasjoner.

4. Håndtering av informasjon
   - **Sikker lagring**: Beskyttelse av fysiske filer og elektroniske systemer.
   - **Begrenset tilgang**: Sørg for at bare autoriserte fagpersoner har tilgang til dataene.
   - **Informasjonsoverføring**: Sikker datadeling mellom fagpersoner og virksomheter.
   - **Datadestruksjon**: Prosedyrer for korrekt destruksjon av sensitiv informasjon.

5. Spesifikke utfordringer innen akuttmedisin
   - **Nødsituasjoner og konfidensialitet**: Håndtering av personvern i tidskritiske situasjoner.
   - **Store team**: Koordinering mellom flere interessenter med respekt for konfidensialitet.
   - **Pasienter som ikke kan gi samtykke**: Hvordan beskytte opplysningene deres når det ikke foreligger et eksplisitt samtykke.

6. Samtykke og informasjonsdeling
   - **Innhenting av informert samtykke**: Forklare hvorfor og hvordan informasjonen skal brukes.

- **Unntakssituasjoner**: Når og hvordan utlevere informasjon uten samtykke.
- **Pårørende og venner**: Hvordan navigere i kommunikasjonen med respekt for pasientens rettigheter.

7. Opplæring og oppdateringer
   - **Holde seg oppdatert**: utvikling av lovgivning, teknologi og beste praksis.
   - **Løpende opplæring**: Workshops, seminarer, sertifiseringer.
   - **Tilbakemelding**: Lære av tidligere feil for å forbedre fremtidig praksis.
8. Selvevaluering og revisjon
   - **Interne revisjoner**: Sikre at dokumentasjons- og konfidensialitetsstandarder overholdes.
   - **Konstruktiv tilbakemelding**: Bruk revisjoner til å identifisere forbedringsområder.
   - **Tverrfaglig samarbeid**: Samarbeid for å styrke praksis.

Dokumentasjon og konfidensialitet er hjørnesteiner i sykepleiepraksis, spesielt innen akuttmedisin. Nøye oppfølging av disse aspektene sikrer ikke bare kvalitet i pleien, men styrker også den gjensidige tilliten og respekten mellom pasienten og sykepleieteamet.

# Kapittel 7

# VERKTØY OG TEKNOLOGIER I AKUTTMEDISIN

# Skjermer og maskiner vital overvåking

I akuttmedisin kan nøye overvåking av en pasients vitale tegn bety forskjellen mellom liv og død. Sykepleiere står ofte i frontlinjen når det gjelder denne overvåkningen, og kobler pasienten til avansert teknisk utstyr. Selv om disse apparatene er svært viktige, krever de en grundig forståelse av hvordan de fungerer, hvordan man tolker dataene de gir, og hvilke tiltak som bør iverksettes basert på disse dataene.

1. Introduksjon til overvåking av vitale tegn
   - **Hvorfor overvåke**: Betydningen av kontinuerlig overvåking i akuttmedisin.
   - **Historie og utvikling**: Fra manuell palpasjon til avansert teknologi.
2. Hjertemonitorer
   - **Elektrokardiogram (EKG)**: Forstå bølgene, intervallene og betydningen av dem.
   - **Gjenkjenne arytmier**: Identifisere og reagere på vanlige hjertearytmier.
   - **Midlertidige pacemakere**: Bruk, overvåking og potensielle problemer.
3. Blodtrykksmålere
   - **Ikke-invasiv måling (NIM)**: Automatiske blodtrykksmålere og deres bruksområder.
   - **Invasiv måling**: arteriekateter, indikasjoner, potensielle komplikasjoner.
4. Overvåking av oksygenering
   - **Pulsoksymetri**: Prinsipper, fordeler og begrensninger.
   - **Blodgassanalyse**: Forstå $PaO_2$, $SaO_2$, $PaCO_2$ og deres betydning.
   - **Kapnografi**: Overvåking av utåndet $CO_2$, indikasjoner og tolkning.
5. Overvåking av luftveiene
   - **Åndedrettsfrekvensmålere**: Teknologi, nøyaktighet og vanlige problemer.

- **Vifter**: Moduser, parametere, alarmer og vanlige feil.
6. Overvåking av temperatur
   - **Termistorer og termoelementer**: Hvordan de fungerer og hvor de plasseres.
   - **Hypotermi og hypertermi**: Gjenkjenne, forstå og intervenere.
7. Andre overvåkingssystemer
   - **ICP-monitorer (intrakranielt trykk)**: indikasjoner, avlesning og prosedyrer.
   - **Hjerteminuttvolum**: Målemetoder, tolkning og kliniske implikasjoner.
   - **Overvåking av urinstrøm**: blærekatetre, betydningen av urinstrøm i akuttmedisin.
8. Alarmer og alarmhåndtering
   - **Betydningen av alarmer**: hvorfor de finnes og når de utløses.
   - **Alarmrelatert utmattelse**: Fenomen, konsekvenser og strategier for å motvirke dette.
   - **Konfigurasjon og tilpasning**: Still inn alarmterskler i henhold til pasientens behov.
9. Vedlikehold og feilsøking
   - **Daglige kontroller**: Rutinekontroller for å sikre at utstyret fungerer som det skal.
   - **Vanlige problemer**: Tegn på feil og grunnleggende feilsøkingstrinn.
   - **Når du skal tilkalle en tekniker**: Erkjenn grensene for sykepleieintervensjon.
10. Etikk og teknologi
    - **Teknologiavhengighet**: Balansegang mellom tillit til maskinen og klinisk vurdering.
    - **Respekt for pasienten**: Garanti for verdighet og konfidensialitet til tross for konstant overvåkning.
    - **Løpende opplæring**: Behovet for å holde seg oppdatert på den teknologiske utviklingen.

Vital monitorering er en viktig del av akuttmedisinsk behandling. Sykepleiere må beherske disse verktøyene for å kunne gi trygg og effektiv pleie, samtidig som de må ha pasienten i tankene bak hvert eneste spor, hvert eneste tall og hver eneste alarm.

# Bruk av hjertestarter og midlertidige pacemakere

Midlertidige defibrillatorer og pacemakere er avgjørende i håndteringen av hjertestans. Disse apparatene kan gjenopprette hjerterytmen og redde liv i kritiske situasjoner. Selv om de er viktige, krever de inngående kunnskaper hos sykepleierne hvis de skal brukes trygt og effektivt.

1. Introduksjon til defibrillering og hjertestimulering
   - **Definisjon og grunnleggende prinsipper**: Forstå hva defibrillering og hjertestimulering er.
   - **Indikasjoner**: Kjenn igjen situasjonene der disse hjelpemidlene er nødvendige.
2. Defibrillatorer
   - **Slik fungerer det**: Forstå teknologien bak defibrillering.
   - **Defibrillatortyper**: Automatisk ekstern **defibrillator** (AED), halvautomatisk og manuell.
   - **Elektroder og plassering**: Betydningen av plassering og riktig teknikk.
   - **Gjenopplivningsprotokoller**: Algoritme for hjertelungeredning og defibrilleringens rolle.
   - **Vedlikehold og inspeksjon**: Sørg for at apparatet er i god stand.
3. Midlertidige pacemakere
   - **Hvorfor en midlertidig pacemaker**: Kliniske indikasjoner og fordeler.
   - **Slik fungerer det**: Grunnleggende prinsipper for hjertestimulering.
   - **Innføring**: Transkutan versus transvenøs vei.

- **Innstillinger og parametere**: Forståelse av moduser, terskelverdier og andre parametere.
- **Komplikasjoner og behandling**: Gjenkjenne og håndtere vanlige komplikasjoner.

4. Grensesnitt med andre enheter
   - **Interaksjon med** hjertemonitorer: Tolkning av EKG-kurver ved bruk av pacemaker.
   - **Samtidig bruk med andre enheter**: Kombinasjon med for eksempel implanterbare defibrillatorer.

5. Spesielle situasjoner
   - **Defibrillering hos spesielle pasienter**: barn, gravide, pasienter med implanterbart hjerteutstyr.
   - **Postoperative midlertidige pacemakere**: Indikasjoner og behandling etter hjertekirurgi.

6. Etiske og juridiske aspekter
   - **Informert samtykke**: Sikre at pasienten eller hans eller hennes familie forstår inngrepet.
   - **Beslutninger i livets sluttfase og gjenoppliving**: Respekter pasientens ønsker om gjenoppliving.
   - **Faglig ansvar**: Kjennskap til de juridiske grensene og ansvaret knyttet til bruken av disse enhetene.

7. Opplæring og ferdigheter
   - **Betydningen av kontinuerlig opplæring**: Holde seg oppdatert på den teknologiske og kliniske utviklingen.
   - **Simuleringer og workshops**: Betydningen av regelmessig trening for å opprettholde ferdighetene.
   - **Sertifiseringer**: Innhenting og fornyelse av sertifiseringene som kreves for å bruke disse enhetene.

8. Konklusjon og fremtidsutsikter
   - **Fremtidig utvikling**: Teknologiske fremskritt innen defibrillering og hjertestimulering.
   - **Sykepleierens sentrale rolle**: Å understreke sykepleierens betydning i håndteringen av akutte hjertesituasjoner og håndteringen av disse apparatene.

Effektiv bruk av midlertidige defibrillatorer og pacemakere krever både teknisk ekspertise og klinisk sensitivitet. Sykepleiere, som er ryggraden i akuttomsorgen, spiller en viktig rolle i å sikre at disse apparatene brukes optimalt og trygt, samtidig som pasientenes behov og rettigheter respekteres.

## Teknologiske innovasjoner : telemedisin bærbare enheter

I den digitale tidsalderen utvikler medisinen seg lynraskt, noe som fører til dyptgripende endringer i klinisk praksis og behandlingslandskapet. Teknologiske nyvinninger, fra virtuelle konsultasjoner til bærbare overvåkingsenheter, lover mer tilgjengelig, persontilpasset og effektiv medisin. Sykepleiere, som er sentrale aktører i helsevesenet, står i spissen for denne revolusjonen.

1. Telemedisin: definisjon og omfang
   - **Hva er telemedisin**: En innføring i de grunnleggende begrepene.
   - **Fordeler og ulemper**: Vekten av teknologi kontra menneskelig interaksjon.
   - **De ulike formene**: Fra telekonsultasjon til fjernovervåking.
2. Telekonsultasjon
   - **Slik fungerer det**: Hvordan fungerer en fjernkonsultasjon?
   - **Verktøy og plattformer**: Teknologien bak telekonsultasjon.
   - **Begrensninger og utfordringer**: Situasjoner der fysisk tilstedeværelse er avgjørende.
3. Bærbart utstyr og helseapplikasjoner
   - **Oppkoblede klokker og armbånd**: Overvåking av puls, fysisk aktivitet, søvn...

- **Applikasjoner for medisinsk overvåking**: diabetesbehandling, blodtrykksmåling, påminnelser om medisinering osv.
- **Implikasjoner for sykepleiere**: Hvordan kan disse dataene integreres i pasientovervåkingen?

4. Medisinsk fjernovervåking
   - **Hjemmeenheter**: hjertemonitorer, blodtrykksmålere, tilkoblede spirometre osv.
   - **Dataoverføring og analyse**: Hvordan sendes og tolkes data av helsepersonell?
   - **Fjernintervensjon**: Handlinger kan utføres uten fysisk tilstedeværelse.

5. Virtuell og utvidet virkelighet i helsevesenet
   - **Terapeutiske anvendelser**: Smertebehandling, kognitiv terapi, rehabilitering osv.
   - **Opplæring i medisin og sykepleie**: simuleringer, nødscenarioer, virtuell anatomi...

6. Kunstig intelligens (AI) og robotteknologi
   - **KI i diagnostikk**: diagnostisk assistanse, tolkning av medisinske bilder.
   - **Robotassistenter**: Hjelper til med pleie, transporterer utstyr, samhandler med pasienter.
   - **Etikk og kunstig intelligens**: Hvor går grensene for maskinen i medisinen?

7. Betydningen av datasikkerhet
   - **Beskyttelse av personopplysninger**: regelverk og beste praksis.
   - **Cybersikkerhet**: Beskyttelse av pasientinformasjon mot eksterne trusler.

8. Etiske aspekter ved helseteknologier
   - **Lik tilgang**: Har alle pasienter tilgang til disse teknologiene?
   - **Forholdet mellom pleier og pasient i den digitale tidsalderen**: å bevare omsorgens menneskelighet.

9. Implikasjoner for sykepleierutdanningen
   - **Integrering av teknologi i læreplaner**: opplæring av fremtidige sykepleiere i disse verktøyene.

- **Løpende opplæring**: Hold deg oppdatert på teknologier som utvikler seg raskt.

10. Konklusjon og fremtidsutsikter
- Teknologi som en alliert, ikke en erstatning: Behold mennesket i sentrum av medisinen.
- **Fremtidige utfordringer**: Forutse fremtidig utvikling og dens konsekvenser for sykepleiepraksis.

Selv om teknologien er i ferd med å forandre medisinen, er det kombinasjonen av disse innovative verktøyene og sykepleiernes ekspertise, medfølelse og medmenneskelighet som vil utgjøre forskjellen. Disse innovasjonene lover å gi mer proaktiv, forebyggende og persontilpasset pleie, samtidig som de legger vekt på samarbeid og kommunikasjon mellom pleiere og pasienter.

# Kapittel 8

# VANLIGE LEGEMIDLER OG ADMINISTRASJON

# Viktige legemiddelklasser i akuttmedisin

Akuttmedisin krever ofte raske og effektive intervensjoner for å behandle eller stabilisere pasienter. Legemidler spiller en avgjørende rolle i dette arbeidet. Sykepleiere må ha inngående kunnskap om de viktigste legemiddelklassene som ofte brukes i akuttmedisin for å sikre trygg og optimal administrering.

1. Innledning
   - Betydningen av farmakologi i akuttmedisin
   - Sykepleierens rolle i administrering og overvåking av legemidler
2. Smertestillende midler
   - **Opiater**: Morfin, fentanyl, oksykodon...
   - **Ikke-steroide antiinflammatoriske legemidler (NSAIDs)**: Ibuprofen, naproxen osv.
   - Paracetamol (acetaminofen)
3. Kardiovaskulære legemidler
   - **Antiarytmika**: amiodaron, lidokain,...
   - **Blodtrykkssenkende midler**: betablokkere, diuretika, ACE-hemmere osv.
   - **Vasopressorer**: Adrenalin (adrenalin), noradrenalin (noradrenalin),...
4. Legemidler for luftveiene
   - **Bronkodilatatorer**: Salbutamol, Ipratropium,...
   - **Inhalasjonssteroider**: Budesonid, flutikason,...
   - Leukotrienantagonister: Montelukast...
5. Nevrologiske legemidler
   - **Antikonvulsiva**: Diazepam, fenytoin...
   - Beroligende midler og angstdempende midler: Midazolam, Lorazepam,...
6. Gastrointestinale legemidler
   - **Antiemetika**: metoklopramid, ondansetron,...
   - **Legemidler mot magesår**: Omeprazol, ranitidin,...
7. Antibiotika og antivirale midler
   - Cefalosporiner, penicilliner, makrolider...

- Antiretrovirale legemidler mot alvorlige infeksjoner: Oseltamivir...
8. Metabolske og endokrine legemidler
   - **Insuliner og orale antidiabetika**: Metformin, glibenklamid...
   - Skjoldbruskkjertelhormoner og antiskjoldbruskkjertelhormoner: Levotyroksin, propyltiouracil...
9. Gjenopplivningsmidler
   - **Adrenerge agonister**: Adrenalin, noradrenalin,...
   - **Antagonister**: Nalokson for opioidoverdoser...
10. Hematologiske legemidler
    - **Antikoagulantia**: Heparin, Warfarin...
    - Blodplatehemmende midler: Aspirin, klopidogrel osv.
11. Elektrolytter og erstatninger
    - Saltløsninger, kalium, natriumbikarbonat,...
12. Konklusjon
    - **Sikker administrasjon**: dobbeltsjekk, forebygging av feil.
    - **Overvåking av bivirkninger**: Kunnskap om legemiddelinteraksjoner, tegn på overdosering eller allergiske reaksjoner.

Legemidler er en viktig del av akuttmedisinske tiltak. Sykepleiere har gjennom sin utdanning og erfaring de beste forutsetninger for å administrere disse legemidlene på en trygg måte, overvåke effekten av dem og informere pasientene om bruken av dem. Grundige kunnskaper om viktige legemiddelklasser og deres kliniske betydning er derfor avgjørende for å sikre optimal pasientbehandling.

## Prinsipper for administrasjon og overvåking

Administrering av legemidler i akuttmedisin er en avgjørende ferdighet for sykepleiere. Med potensialet til å forårsake skade eller til og med dødelige konsekvenser, er nøyaktig administrering og nøye overvåking avgjørende. Å forstå de grunnleggende prinsippene for administrering og overvåking sikrer at pasientene får en så trygg og effektiv behandling som mulig.

1. Innledning
   - Betydningen av sikker administrasjon
   - Forholdet mellom administrasjon og tilsyn
2. De fem grunnleggende prinsippene for legemiddeladministrasjon
   - **God pasient**: Kontroller pasientens identitet før administrering.
   - **God medisin**: Sjekk etiketten, den foreskrevne medisinen og dens integritet.
   - **Riktig dose**: Kontroller de foreskrevne og tilberedte dosene.
   - **Riktig administrasjonsmåte**: Sørg for riktig administrasjonsmåte (oral, IV, IM osv.).
   - **Riktig tidspunkt**: Respekt for pasientens timeplan og spesifikke behov.
3. Administrasjonsteknikker
   - **Oralt**: tabletter, væsker, kapsler...
   - **Injiserbar**: Intravenøs, intramuskulær, subkutan...
   - **Aktuelle**: kremer, geler, plaster osv.
   - **Innånding**: Aerosoler, pulverapparater osv.
4. Kontroll og dobbeltsjekk
   - **Høyrisikomediciner**: heparin, insulin, anestesimediciner osv.
   - Prosedyrer for dobbeltkontroll: Når og hvordan den skal utføres.
5. Overvåking etter administrering
   - **Forventede terapeutiske effekter**: Å gjenkjenne når legemidlet har den ønskede effekten.
   - **Vanlige bivirkninger**: Å vite hva du skal se etter, avhengig av hvilken medisin som administreres.

- **Tegn på overdosering**: Spesifikke symptomer å være oppmerksom på.
6. Interaksjoner med legemidler
- **Kunnskap om vanlige legemidler som interagerer**: for eksempel antikoagulantia med visse antibiotika.
- **Potensielle konsekvenser av interaksjoner**: Bivirkninger, redusert effekt osv.
7. Pasientopplæring
- **Forklar medisinen**: hva den gjør og hvorfor den brukes.
- **Mulige bivirkninger**: Informer pasienten om hva som kan forventes.
- **Etterlevelse av behandlingen**: Råd for å hjelpe pasienten med å følge behandlingsregimet.
8. Dokumentasjon
- **Viktigheten av presis dokumentasjon**: hvem, hva, når, hvordan og hvorfor.
- **Hendelsesrapporter**: Når og hvordan du skal rapportere en feil eller en uønsket hendelse.
9. Andre hensyn
- **Kulturelle hensyn**: Respekter pasientenes spesifikke tro og behov.
- **Pasienter med spesielle behov**: barn, eldre, funksjonshemmede osv.
10. Konklusjon
- Viktigheten av å kontinuerlig oppdatere kunnskapen vår: kontinuerlig opplæring, seminarer, workshops.

Sykepleiere er ofte det siste leddet i kjeden mellom legemiddelresepten og pasienten. Riktig administrering og nøye overvåking er avgjørende for å sikre at behandlingen er effektiv, men også for å ivareta pasientens sikkerhet. Forståelse og mestring av disse grunnleggende prinsippene sikrer at behandlingen er av høyest mulig kvalitet.

# Håndtering av bivirkninger og legemiddelinteraksjoner

Bivirkninger og interaksjoner er et stort problem for helsepersonell innen akuttmedisin. Disse hendelsene kan påvirke effekten av behandlingen, øke sykeligheten og til og med, i alvorlige tilfeller, føre til dødsfall. Sykepleiere står i frontlinjen når det gjelder å identifisere, håndtere og forebygge slike hendelser.

1. Innledning
   - Definisjon av bivirkninger og legemiddelinteraksjoner
   - Betydningen av tidlig oppdagelse og behandling
2. Forståelse av motstridende reaksjoner
   - **Reaksjonstyper**: Allergisk, toksisk, idiosynkratisk,...
   - **Identifisere symptomer**: Hudutslett, pustevansker, hjerteproblemer...
   - **Rask inngripen**: Førstehjelp, motgift, nødprotokoller...
3. Legemiddelinteraksjoner: forståelse av mekanismene
   - **Farmakodynamiske interaksjoner**: To legemidler med lignende eller motsatte effekter.
   - **Farmakokinetiske interaksjoner**: Endringer i absorpsjon, metabolisme, distribusjon eller utskillelse.
   - **Matinteraksjoner**: Matvarer som kan endre effekten av et legemiddel.
4. Identifisere risikopasienter
   - **Polymedisinering**: Økt risiko hos pasienter som tar flere medisiner.
   - **Spesielle befolkningsgrupper**: Eldre, barn, gravide osv.
   - **Samtidige medisinske tilstander**: Lever- eller nyreinsuffisiens, hjertesykdom,...
5. Forebygging av legemiddelinteraksjoner
   - **Fullstendig legemiddelgjennomgang**: Ved innleggelse, ved endringer i behandlingen.

- **Bruk av programvare og databaser**: for å oppdage og forhindre potensielle interaksjoner.
- **Pasientopplæring**: Informere pasienter om risiko og tegn på interaksjoner.

6. Håndtering av identifiserte interaksjoner
   - **Tilpasning av behandling**: Endring av medisinering, justering av dosering.
   - **Økt overvåking**: overvåking av vitale parametere og blodprøver.
   - **Dokumentasjon og kommunikasjon**: Informasjon til det medisinske teamet, pasienten og familien.

7. Etter- og videreutdanning for sykepleiere
   - **Regelmessige oppdateringer**: Nye legemidler, nye interaksjoner.
   - **Simuleringsscenarier**: øve på å reagere på ulike situasjoner.
   - **Tverrprofesjonell utveksling**: lære av kollegers erfaringer og kunnskap.

8. Betydningen av erklæringen
   - **Rapporteringssystemer**: Melding til helsemyndighetene om bivirkninger og interaksjoner.
   - **Lære av feil**: Analyser hendelser for å unngå at de gjentar seg.

9. Konklusjon
   - **Sykepleierens avgjørende rolle**: oppdagelse, intervensjon og opplæring.
   - Betydningen av tett samarbeid med det medisinske teamet: teamarbeid for pasientsikkerhet.

Håndtering av bivirkninger og interaksjoner er en viktig del av sykepleiepraksis innen akuttmedisin. Ved å holde seg informert, være årvåken og proaktiv kan sykepleiere i stor grad bidra til sikker og effektiv pasientbehandling.

# Kapittel 9

# HÅNDTERING AV INTRAVENØSE TILGANGER

# Typer kateter og indikasjoner

Katetre er medisinsk utstyr som ofte brukes i medisinen av ulike årsaker. Valget avhenger av den kliniske indikasjonen, ønsket brukstid og hvilken anatomisk tilgang som kreves. Her er en oversikt over de ulike katetertypene og deres viktigste indikasjoner.

1. Innledning
   - Definisjon av et kateter
   - Betydningen av å velge riktig kateter til riktig indikasjon
2. Perifere venekatetre (PVC)
   - **Beskrivelse**: Korte slanger som føres inn i en perifer vene, ofte på armen.
   - **Indikasjoner**: Kortvarig administrering av legemidler, væsker, transfusjoner, blodprøvetaking.
   - **Begrensninger**: Risiko for venøs irritasjon ved bruk av visse legemidler.
3. Sentrale venekatetre (CVK)
   - **Beskrivelse**: Lengre rør som føres inn i en større vene, ofte vena jugularis interna, vena subclavia eller vena femoralis.
   - **Indikasjoner**: Administrering av irriterende legemidler, total parenteral ernæring, langvarig tilgang.
     - Spesielle typer:
     - Hickman/Broviac-kateter: For langvarig bruk.
     - **Port-a-Cath (PAC):** Implanteres under huden for langvarig bruk.
     - **Swan-Ganz-kateter (lungekateter)**: Måling av hjerte- og lungetrykk.
4. Arterielle katetre
   - **Beskrivelse**: Settes inn i en arterie, ofte arteria radialis eller arteria femoralis.
   - **Indikasjoner**: Kontinuerlig blodtrykksovervåking, arteriell blodprøvetaking.

5. Urinkateter (blærekateter)
- **Beskrivelse**: Rør som føres inn i blæren via urinrøret.
- **Indikasjoner**: Urinretensjon, overvåking av urinstrøm, kirurgiske inngrep.
  - Typer:
    - **Inneliggende sonde**: For langtidsbruk.
    - **Nelaton-sonde**: For punktdrenering.
    - **Foley-kateter**: Har en ballong som holder kateteret på plass.

6. Epidural- og spinalkatetre
- **Beskrivelse**: Settes inn i det epidurale eller intratekale rommet i ryggsøylen.
- **Indikasjoner**: Anestesi, administrering av smertestillende legemidler.

7. Katetre for hemodialyse
- **Beskrivelse**: Slanger med stor diameter for rask blodgjennomstrømning ved dialyse.
- **Indikasjoner**: Hemodialyse, hemofiltrering.

8. Sugekatetre
- **Beskrivelse**: Brukes til å aspirere sekret.
- **Indikasjoner**: Bronkialsuging, drenering av væskeansamlinger.

9. Forsyningskatetre
- **Beskrivelse**: Settes inn i magesekken eller tarmen.
- **Indikasjoner**: Langvarig enteral ernæring.
  - Typer:
    - **Gastrostomi**: slange som føres direkte inn i magesekken.
    - **Jejunostomi**: slange som føres inn i jejunum.

10. Konklusjon
- **Betydningen av riktig valg**: Sikre trygg og effektiv behandling.
- **Vedlikehold og pleie**: Forebygging av infeksjoner og komplikasjoner.

Det er viktig at helsepersonell forstår de ulike katetertypene og indikasjonene for disse for å sikre best mulig pasientbehandling og samtidig minimere risikoen.

## Potensielle komplikasjoner og håndtering av disse

Selv om bruk av katetre er vanlig og ofte livsnødvendig i medisinen, er det ikke uten risiko. Sykepleiere må være oppmerksomme på disse potensielle komplikasjonene og vite hvordan de skal håndteres effektivt.

1. Innledning
   - Betydningen av kateterovervåking
   - Forebygging som første skritt
2. Infeksiøse komplikasjoner
   - **Lokale infeksjoner**: Rødhet, hevelse, puss på innstikkstedet.
   - **Behandling**: fjerning av kateter, mikrobielle dyrkninger, administrering av antibiotika.
   - **Bakteriemi og septikemi**: Infeksjon som sprer seg via blodbanen.
   - **Behandling**: Kateterfjerning, systemisk antibiotika, behandling av septisk sjokk.
3. Mekaniske komplikasjoner
   - **Kateterobstruksjon**: Redusert flyt, manglende evne til å trekke ut eller injisere væske.
   - **Behandling**: Vask med egnede løsninger, noen ganger fjerning og utskifting av kateteret.
   - **Ruptur eller lekkasje**: Væskelekkasje utenfor kateteret.
   - **Behandling**: Avbryt bruken, sikre stedet, skift ut kateteret.
   - **Katetervandring**: Forflytning av kateteret fra dets opprinnelige posisjon.

- **Behandling**: Bekreftelse ved hjelp av bildediagnostikk, reposisjonering eller fjerning.

4. Trombotiske komplikasjoner
   - **Venøs trombose**: blodpropp som dannes rundt kateteret.
   - **Behandling**: antikoagulantia, fjerning av kateteret om nødvendig, forebygging ved regelmessig vasking.
   - **Emboli**: Frigjøring av en blodpropp i blodet.
   - **Behandling**: antikoagulantia, hjerte- og lungeovervåkning.

5. Luftrelaterte komplikasjoner
   - **Gassemboli**: Luft kommer inn i sirkulasjonen via kateteret.
   - **Behandling**: Venstre sideleie og Trendelenburg, oksygentilførsel, noen ganger aspirasjon av luft gjennom kateteret.

6. Traumatiske komplikasjoner
   - **Perforasjon**: Et organ eller et kar perforeres når kateteret føres inn.
   - **Behandling**: Fjerning av kateteret, tett overvåking, kirurgi om nødvendig.
   - **Hematom**: Blodansamling på innstikkstedet.
   - **Behandling**: Kompresjon, overvåking av utviklingen, kirurgisk evakuering om nødvendig.

7. Kjemiske komplikasjoner
   - **Kjemisk flebitt**: Irritasjon av venen forårsaket av et legemiddel eller en løsning.
   - **Behandling**: Stopp administrasjonen, legg på varme kompresser, overvåk, fjern eventuelt kateteret.

8. Nevrologiske komplikasjoner
   - **Nerveskade**: Spesielt ved bruk av epidural- eller spinalkateter.
   - **Behandling**: Kateterfjerning, overvåking av symptomer, nevrologisk konsultasjon.

9. Forebygging av komplikasjoner
   - Sterile innsettingsteknikker
   - Regelmessig opplæring av medisinsk personale
   - Regelmessig overvåking og riktig stell av innstikkstedet
   - Pasientopplæring

Komplikasjonene forbundet med katetre er mange og krever konstant årvåkenhet fra helsepersonellets side. Riktig opplæring, grundig teknikk og kontinuerlig overvåking kan minimere risikoen og garantere pasientsikkerheten.

## Administrering av legemidler intravenøst

Intravenøs (IV) administrering av legemidler er vanlig praksis innen medisin, særlig i akutte situasjoner. Det gjør at legemidlet virker raskt, men krever inngående kunnskap og spesiell forsiktighet for å unngå komplikasjoner.

1. Innledning
   - **Fordeler med intravenøs administrering**: rask absorpsjon, presise doser, bruk av løsninger med stort volum eller irriterende stoffer.
   - **Sykepleierens ansvar**: Riktig valg av injeksjonssted, riktig tilberedning av medisinen, overvåking av pasienten.
2. Typer av intravenøs administrering
   - **Bolus eller direkte injeksjon**: rask administrering av en liten mengde medikament.
   - **Kontinuerlig infusjon: kontinuerlig** og regelmessig administrering av legemidler eller løsninger.
   - **Intermitterende infusjon**: Administrering av medisindoser med jevne mellomrom.
3. Tilberedning av medisinen
   - **Kontroll av resepten**: bekreftelse av dose, legemiddel og administrasjonsmåte.

- **Håndhygiene**: Vask hendene før håndtering.
- **Tilberedning i et sterilt miljø**: Bruk av aseptiske teknikker for å unngå kontaminering.
- **Kontroll av legemidlet**: Utløpsdato, integritet, utfelling eller misfarging av produktet.

4. Valg og klargjøring av injeksjonsstedet
   - **Valg av vene**: Foretrekker vener på håndryggen, underarmen eller albuen.
   - **Vurdering av stedet**: Unngå skadede, hovne eller smertefulle områder.
   - **Desinfeksjon av området**: Bruk et antiseptisk middel i sirkulære bevegelser fra midten og utover.

5. Innføring av intravenøs slange
   - **Aseptisk teknikk**: Bruk sterile hansker.
   - **Innføring av kateteret**: I en vinkel på 15-30 grader i forhold til huden, og justeres til en mindre spiss vinkel når det er i venen.
   - **Bekreftelse av posisjon**: Retur av blod til kateterslangen.
   - **Fiksering av kateteret**: Bruk sterile, gjennomsiktige bandasjer.

6. Administrering av legemidler
   - **Kontroll av infusjonshastigheten**: Justering i henhold til medisinsk resept.
   - **Overvåking under administrering**: Observasjon av tegn på komplikasjoner, for eksempel infiltrasjon eller flebitt.
   - **Skylling**: Etter administrering, bruk en saltvannsløsning for å sikre fullstendig legemiddeltilførsel og opprettholde kateterets åpenhet.

7. Overvåking etter administrering
   - **Observere effekten av legemidlet**: Tegn på effekt eller bivirkninger.
   - **Overvåke innstikkstedet**: se etter tegn på infeksjon, infiltrasjon eller irritasjon.

8. Avbrytelse av intravenøs administrering
   - Håndhygiene: Før fjerning.
   - **Skånsom fjerning**: Med kontinuerlige bevegelser og samtidig trykk med en steril kompress.
   - **Forbinding**: Påfør **bandasje** på stedet for å hindre blødning.
9. Komplikasjoner og håndtering av disse
   - Flebitt, infiltrasjon, ekstravasasjon, gassemboli, infeksjon.
   - Forebygging og intervensjon.

Intravenøs administrering av legemidler er en viktig ferdighet for sykepleiere som jobber med akuttmedisin. En grundig forståelse av teknikkene, grundige forberedelser og nøye overvåking er avgjørende for at denne administrasjonsformen skal være sikker og effektiv.

# Kapittel 10

# STØTTE SPESIFIKKE PASIENTER

# Pediatri : barnet i en akutt situasjon

Pediatri er en egen verden i den medisinske verden, preget av sin egen dynamikk, sine egne utfordringer og rørende øyeblikk. Når det gjelder å ta vare på et barn i en akutt situasjon, teller hvert sekund, hver avgjørelse er avgjørende, men alt må gjøres med en varsomhet som er tilpasset disse spesielt sårbare pasientene.

Det er viktig å forstå at barn ikke bare er "små voksne". Deres fysiologi, anatomi og psykologi har særtrekk som krever en skreddersydd tilnærming. De har for eksempel trangere luftveier som lettere blokkeres, og hjertet slår ofte raskere i hvile enn hos voksne. Selv om disse forskjellene er små, kan de påvirke sykdomsforløpet eller responsen på en behandling.

Det første møtet med et barn i nød krever en grundig vurdering, ofte med utgangspunkt i ABCDE-metoden, tilpasset pediatrien. Under vurderingen av barnets tilstand må sykepleieren være oppmerksom på normale pediatriske vitale tegn, som varierer betydelig avhengig av alder. En hjertefrekvens som ville vært høy for en voksen, kan være helt normal for et barn.
En av de mest verdifulle ferdighetene i pediatrien er evnen til å kommunisere effektivt med barn og deres familier. Et spedbarn kan ikke uttrykke smerte eller ubehag på samme måte som en tenåring. På samme måte kan et førskolebarn være livredd for medisinsk utstyr, mens et eldre barn kan være nysgjerrig. I alle situasjoner er det viktig å berolige, informere og involvere foreldrene, som ofte er nøkkelen til å forstå barnets behov og følelser.

Smerte, som er allestedsnærværende i det medisinske miljøet, får en ny dimensjon når det gjelder barn. De må vurderes med verktøy som er tilpasset barnets alder, og behandles med en kombinasjon av medikamenter og ikkemedikamentelle teknikker. Det er en smertefull opplevelse for foreldre å se barnet sitt lide, og det medisinske teamet må samarbeide med familien for å lindre denne smerten.

Utvalget av akutte pediatriske tilstander er stort, fra vanlige infeksjoner som gastroenteritt eller ørebetennelse til mer alvorlige situasjoner som traumer eller forgiftning. Hvert scenario krever spesifikk kunnskap og rask handling.
Å gi medisiner til et barn er en vanskelig øvelse. Feil kan være livsfarlige. Doseringen, som vanligvis er basert på barnets vekt, må kontrolleres nøye, og hvert enkelt legemiddel må administreres med forsiktighet.

Å ta seg av barn i akutte situasjoner er en utfordring som krever ekspertise, varsomhet og effektiv kommunikasjon. I en verden der sårbarhet og håp går hånd i hånd, spiller alt helsepersonell en avgjørende rolle for å kunne tilby det beste til disse små pasientene.

## Gerontologi :
## den eldre pasienten i akuttmedisin

I medisinens store verden har håndteringen av eldre pasienter i en akutt situasjon sine egne utfordringer, nyanser og særegenheter. I takt med at verdens befolkning blir eldre, står helsepersonell i økende grad overfor komplekse situasjoner der effekten av aldring samspiller med akutte tilstander og skaper en mosaikk av symptomer og behov som krever en helhetlig tilnærming.

Det sies ofte at eldre mennesker ikke bare er "eldre voksne". Aldring ledsages nemlig av fysiologiske, anatomiske og psykososiale endringer som kan påvirke hvordan en sykdom manifesterer seg og utvikler seg. Nedsatt nyrefunksjon kan for eksempel endre måten et legemiddel metaboliseres på, mens tap av muskelmasse kan påvirke en persons bevegelighet og styrke.

En av de største utfordringene innen gerontologi er polyspatologi. Eldre mennesker lider ofte av flere kroniske sykdommer, som kan interagere med hverandre eller med en ny akutt tilstand. En pasient kan bli innlagt med lungebetennelse, men det kan være diabetes eller hjertesykdom som kompliserer sykdomsbildet. Sykepleieren må da nøye navigere i dette komplekse havet av symptomer og medisiner for å gi optimal pleie og samtidig unngå komplikasjoner.

Kommunikasjon med den eldre pasienten i en akutt situasjon er også viktig. Med alderen kan det oppstå kognitive svikt som gjør det vanskeligere å forstå og uttrykke seg. Det er viktig å møte pasienten med tålmodighet og empati og sikre at han eller hun forstår situasjonen og den foreslåtte behandlingen fullt ut. Når det er mulig, kan det å inkludere familiemedlemmer gi verdifull innsikt i pasientens historie, medisinering og preferanser.

Et av de mest gripende aspektene ved omsorgen for eldre pasienter er konfrontasjonen med livets slutt. Palliativ pleie og omsorg ved livets slutt må ofte tas i betraktning for å gi pasienten maksimal livskvalitet når det ikke lenger er mulig å bli frisk. I disse vanskelige øyeblikkene blir sykepleieren en støttespiller som støtter både pasient og familie og veileder med medfølelse og profesjonalitet.

Gerontologi i akuttmedisin er først og fremst et spørsmål om hjerte og sinn. Hver pasient er en bok med historier, minner og lærdom. Gjennom de medisinske og etiske utfordringene har sykepleiere en uvurderlig mulighet til å tilby et fyrtårn av håp, verdighet og respekt, selv i de mørkeste øyeblikkene.

## Pasienter med spesielle behov: funksjonshemming, psykisk helse osv.

Å navigere i akuttmedisinens irrganger er en kompleks oppgave for alt helsepersonell. Men når det gjelder pasienter med spesielle behov, når kompleksiteten et nytt nivå. Enten de har en fysisk, kognitiv, sensorisk eller psykisk funksjonsnedsettelse, har de helt spesielle behov og en unik dynamikk.

La oss først og fremst se på spekteret av funksjonsnedsettelser. En pasient med paraplegi vil for eksempel ha andre behov enn en pasient med døvhet. Det første enhver sykepleier må ta hensyn til, er mennesket bak funksjonsnedsettelsen. Kunnskap om og kjennskap til funksjonsnedsettelser er viktig, men det må kombineres med en pasientsentrert tilnærming, der man forsøker å forstå pasientens behov, ønsker og personlige erfaringer.

Pasienter med psykiske helseproblemer medfører andre utfordringer. Tilstander som schizofreni, bipolar lidelse eller alvorlig depresjon kan påvirke hvordan pasientene oppfatter sin akutte sykdom, hvordan de samhandler med pleiepersonalet og hvordan de følger behandlingsplanene. Sykepleieren må være både årvåken og empatisk og forsøke å etablere et tillitsforhold samtidig som han eller hun ivaretar pasientens og teamets sikkerhet.

I tillegg kommer pasienter med kognitiv svikt, enten det dreier seg om demens, forsinket utvikling eller andre tilstander. Disse personene kan ha problemer med å forstå eller kommunisere sine symptomer, smerter eller behov. En tålmodig og individuelt tilpasset tilnærming er avgjørende, med egnede kommunikasjonsverktøy, enten det er bilder, gester eller hjelpemidler.

Kommunikasjon er den røde tråden mellom alle disse spesielle behovene. Sykepleierens evne til å kommunisere effektivt er avgjørende, enten det dreier seg om tolk til en døv pasient, en deeskalerende tilnærming til en pasient i psykotisk krise eller bare å lytte oppmerksomt til en engstelig pasient.

Endelig spiller opplæring og utdanning fortsatt en avgjørende rolle. Området for pasienter med spesielle behov er stort og i stadig endring. Sykepleiere må holde seg oppdatert, søke spesialistutdanning og fremfor alt lære av hver eneste interaksjon med disse pasientene.

Når man tar seg av pasienter med spesielle behov i akuttmedisin, kan oppgaven virke skremmende. Gjennom kompleksiteten og utfordringene ligger det imidlertid utrolige muligheter for læring, vekst og dypt menneskelige øyeblikk. Det er i disse interaksjonene at essensen av sykepleie - medfølelse, forståelse og uselviskhet - skinner klarest.

# Kapittel 11

# HYGIENE OG FOREBYGGING INFEKSJONER

# Prinsipper for hygiene i akuttmedisin

Hygiene i akuttmedisin er en absolutt prioritet. I et miljø der pasientene ofte er sårbare, har svekket immunforsvar eller lider av infeksjoner, er strenge hygienerutiner ikke bare ønskelige, de er livsnødvendige. Den raske behandlingen og de akutte medisinske situasjonene forsterker behovet for upåklagelig hygienepraksis.

Noe av det første sykepleiere lærer, er viktigheten av å vaske hendene. Denne tilsynelatende enkle gesten er faktisk et viktig førsteforsvar mot spredning av infeksjoner. Hendene, som er i konstant kontakt med pasienter, medisinsk utstyr og miljøet, er den viktigste vektoren for overføring av patogener. Omhyggelig håndvask, ved bruk av egnede teknikker og på viktige tidspunkter (før og etter hver pasientkontakt, etter berøring av potensielt kontaminerte overflater osv.), kan utgjøre hele forskjellen.

Deretter kommer fornuftig bruk av personlig verneutstyr (PPE). Enten det dreier seg om hansker, munnbind, smittefrakker eller vernebriller, har hvert utstyr sin plass og sin tid. Det er ikke bare for å beskytte sykepleieren, men også for å forhindre smitte mellom pasienter. Det er viktig å vite når og hvordan de skal brukes, og ikke minst hvordan de skal tas av på riktig måte, for å sikre at de er effektive.
Desinfeksjon og sterilisering av utstyr er også en sentral del av hygieneprinsippene. I en akuttavdeling må medisinsk utstyr som stetoskop, monitorer og kirurgiske instrumenter rengjøres og steriliseres grundig. Hvert instrument har sine egne anbefalinger for desinfeksjon, og det er viktig å følge dem til punkt og prikke.

Like viktig er det at omgivelsene er rene. Gulv, overflater og sengetøy må rengjøres regelmessig med egnede desinfeksjonsmidler. Rengjøringsprotokoller må følges til punkt og prikke, særlig i høyrisikoområder som isolat- og intensivavdelinger.

Endelig er det viktig med kontinuerlig opplæring og trening. Patogener utvikler seg, og det samme gjør vår kunnskap og teknologi. Sykepleiere må være informert om de siste fremskrittene, nye bakterie- og virusstammer og de beste metodene for å bekjempe dem.

I akuttmedisinen kan de akutte og komplekse situasjonene noen ganger gi inntrykk av at hygienen kommer i annen rekke. Men det er selve kjernen i praksisen. God hygiene er ikke bare et spørsmål om renhet, det er et spørsmål om sikkerhet, pleiekvalitet og, til syvende og sist, respekt for pasienten. I den uopphørlige balletten som akuttmedisin er, er hygiene den stille, men viktige koreografien som sikrer eleganse og effektivitet i hver eneste bevegelse.

## Forebygging av nosokomiale infeksjoner

Sykehusinfeksjoner, også kjent som helsetjenesteassosierte infeksjoner, er en stor utfordring for helsevesenet. Infeksjoner som oppstår under et opphold på en helseinstitusjon, kan få alvorlige konsekvenser for pasientene, fra forsinket rekonvalesens til alvorlige og til og med dødelige komplikasjoner. I den hektiske akuttmedisinen, der pasientene er spesielt sårbare og interaksjonene er hyppige, er det avgjørende å forebygge slike infeksjoner.

**Aktiv overvåking** er det første steget. Ved å etablere et system for infeksjonsovervåking på hver enkelt institusjon kan en eventuell uvanlig økning i infeksjoner oppdages raskt, kildene identifiseres og korrigerende tiltak iverksettes.

**Håndvask** er, nok en gang, den første forsvarslinjen. Bruk av såpe og vann eller en hydroalkoholholdig løsning på viktige tidspunkter, for eksempel før og etter kontakt med en pasient, er en enkel, men effektiv måte å redusere risikoen på.

**Håndtering av katetre og annet invasivt utstyr er** svært viktig. Innsetting, vedlikehold og fjerning av disse innretningene må følge strenge rutiner for å minimere infeksjonsrisikoen. Hver dag må det gjøres en vurdering av om det fortsatt er behov for disse innretningene, ettersom langvarig tilstedeværelse øker risikoen for infeksjon.

**Isolatorer og isolasjonstiltak** er også avgjørende. Når det er kjent eller mistenkt at en pasient er bærer av et overførbart smittestoff, må det iverksettes isoleringstiltak for å hindre smittespredning til andre pasienter, besøkende eller helsepersonell.

Når **antimikrobiell profylakse** brukes med omtanke, kan den effektivt forebygge visse infeksjoner. Bruken må imidlertid være basert på solid vitenskapelig dokumentasjon for å unngå overforbruk og antibiotikaresistens.

**Vedlikehold av lokalene** er også grunnleggende. Renholdstjenester må følge strenge rutiner for å sikre at rommene desinfiseres, spesielt etter at en pasient har forlatt rommet og før en ny pasient ankommer.

**Opplæring av** personalet er en viktig komponent. Alt helsepersonell, enten det er sykepleiere, leger eller renholdere, må jevnlig få opplæring og informasjon om beste praksis innen infeksjonsforebygging.

**Involvering av pasienter og pårørende** kan også spille en rolle. Ved å informere dem om grunnleggende hygienetiltak, som håndvask, og oppmuntre dem til å minne personalet på dette, kan man styrke den forebyggende kulturen.

Endelig er det viktig med en **organisasjonskultur som** fokuserer på pasientsikkerhet. Å oppmuntre til rapportering av hendelser, uten frykt for å bli irettesatt, og en kontinuerlig forbedringstilnærming er avgjørende for å redusere sykehusinfeksjoner.

Forebygging av nosokomiale infeksjoner er et ansvar som deles av alle som er involvert i behandlingskjeden. Det er et daglig engasjement, der hver eneste handling teller, og det krever konstant årvåkenhet. I denne kampen er forutseenhet, opplæring og strenghet våre beste allierte.

## Betydningen av vaksinasjon for ansatte

Vaksinering av helsepersonell er et viktig folkehelse- og pasientsikkerhetsspørsmål. Helsepersonell står i frontlinjen når det gjelder smittsomme sykdommer, og er derfor mer utsatt for smitterisiko. I tillegg er de i konstant kontakt med pasienter som ofte er sårbare, noe som setter dem i sentrum for en potensiell smittedynamikk. Vaksinering av personalet handler ikke bare om individuell beskyttelse, det er en del av en kollektiv strategi for å forsvare seg mot epidemier.

- **Personlig beskyttelse:** Helsepersonell utsettes for en rekke patogener. Ved å vaksinere seg reduseres risikoen for å bli smittet av sykdommer som kan forebygges med vaksiner, noe som sikrer egen helse og muligheten til å fortsette å jobbe effektivt.
- **Redusert smittefare: Det er** mindre sannsynlig at vaksinert helsepersonell overfører sykdom til pasienter, kolleger eller egen familie. Dette er spesielt viktig for risikopasienter som nyfødte, eldre eller personer med nedsatt immunforsvar, som kan utvikle alvorlige former for visse sykdommer.
- **Forebygge epidemier:** I sykehusmiljøer bidrar befolkningstettheten og nærheten til pasientene til rask spredning av infeksjoner. Ved å sikre høy

vaksinasjonsdekning blant de ansatte reduseres risikoen for epidemier i virksomheten.
- **Forbilde:** Helsepersonell spiller en forbilledlig rolle i samfunnet. Når de lar seg vaksinere, sender de et sterkt budskap til befolkningen om hvor viktig og trygt det er å vaksinere seg. Deres støtte til vaksinasjonsprogrammer styrker tilliten i befolkningen.
- **Besparelser for helsevesenet:** Sykdommer som kan forebygges med vaksine, kan føre til fravær fra jobb, lengre sykehusopphold og komplikasjoner, noe som medfører ekstra kostnader for helsevesenet. Ved å vaksinere helsepersonell kan disse kostnadene unngås.
- **Etisk forpliktelse:** Utover de pragmatiske argumentene har vaksinering av helsepersonell en etisk dimensjon. I den hippokratiske eden heter det: "Først skal du ikke skade". Ved å vaksinere seg setter helsepersonell dette prinsippet ut i livet ved å sikre at de ikke er en smittebærer for pasientene sine.
- **Beskyttelse mot nye risikoer:** Medisin og patogener er i stadig utvikling. Med fremveksten av nye sykdommer og gjenoppblomstring av gamle, er det avgjørende at helsepersonell er beskyttet og oppdatert på vaksinasjonsanbefalingene.

Vaksinering av helsepersonell er både et individuelt og kollektivt tiltak som er avgjørende for å garantere pasientsikkerheten, trygghet for helsepersonell og robusthet i helsevesenet. I en verden der smittsomme trusler stadig utvikler seg, er vaksinasjon fortsatt et av våre mest effektive og pålitelige verktøy.

# Kapittel 12

# SYKEPLEIERENS ROLLE I AKUTTMEDISIN

## Opplæring og kvalifikasjoner den praktiserende sykepleieren

Nurse practitioners, av og til kalt "spesialiserte kliniske sykepleiere" eller "spesialsykepleiere" avhengig av land, er helsepersonell med avansert utdanning og bred klinisk kompetanse. De er i stand til å stille diagnoser, foreskrive behandlinger, iverksette tilleggsundersøkelser og delta aktivt i den generelle behandlingen av pasienter, ofte i nært samarbeid med leger og annet helsepersonell. Sykepleierens utdannings- og kvalifiseringsløp er krevende og tilpasset dette omfattende ansvaret.

- **Grunnutdanning i sykepleie:** Det første steget på veien til å bli sykepleier er å ta en grad i sykepleie. Dette gjøres vanligvis som en del av en tre- til fireårig universitetsutdanning som fører til en bachelor- eller hovedfagseksamen i sykepleie.
- **Klinisk erfaring:** Før du kan begynne på en sykepleierutdanning, kreves det ofte at du har flere års klinisk erfaring som sykepleier. Denne erfaringen gir praktiske ferdigheter og en grundig forståelse av pasientbehandling.
- **Videreutdanning:** Sykepleierutdanningen er vanligvis på masternivå eller tilsvarende. Den varer vanligvis i to år, men varigheten kan variere avhengig av land og spesialitet. Utdanningen omfatter avanserte teoretiske kurs, forskningsarbeid og intensiv klinisk trening under veiledning.
- **Spesialisering:** Avhengig av land og institusjon er det mulig å spesialisere seg innen områder som pediatri, geriatri, psykiatri, akuttmedisin, kvinnehelse osv. Disse spesialiseringene krever ofte tilleggsutdanning og spesifikk praksis. Disse spesialiseringene krever ofte tilleggsutdanning og spesifikk klinisk praksis.
- **Sertifisering:** Etter endt utdanning må sykepleiere ofte bestå en sertifiseringseksamen for å

dokumentere sine ferdigheter. Sertifiseringen anerkjennes ofte av nasjonale eller regionale organer og kan kreve periodisk fornyelse, ofte kombinert med etterutdanning.
- **Vedlikehold av kompetanse:** Medisinen er i stadig utvikling. Sykepleiere er derfor pålagt å ta regelmessige etterutdanningskurs for å holde seg oppdatert og oppfylle kravene til resertifisering.
- **Lovgivning og regelverk:** Sykepleiernes roller og ansvarsområder kan variere betydelig fra land til land og fra region til region. Det er viktig å holde seg informert om og respektere gjeldende regelverk.

Utdanningen og kvalifikasjonene til sykepleiere er utformet for å sikre optimal pasientbehandling. Disse fagpersonene tilfører merverdi til det medisinske teamet, spesielt i sammenhenger der tilgangen på leger er begrenset, eller innen spesifikke spesialiteter. De er et viktig bindeledd i helsevesenet og kombinerer kliniske ferdigheter, beslutningsevne og nærhet til pasientene.

## Omfang av ferdigheter og praksis

Nurse Practitioner (NP) er en sentral yrkesgruppe i helsevesenet og fungerer som en bro mellom tradisjonelle sykepleiere og leger. De har et bredt spekter av ferdigheter og praksiser som er tilpasset de komplekse behovene i det moderne helsevesenet. Som høyt kvalifiserte klinikere har de kompetanse til å arbeide både selvstendig og i samarbeid med andre spesialister.

- **Avansert klinisk vurdering:** IP-er er opplært til å utføre omfattende kliniske vurderinger, inkludert anamneseopptak, fysisk undersøkelse, symptomtolkning og vurdering av pasientens psykososiale behov.

- **Diagnostisering** : I mange land har IPs rett til å stille diagnoser, til å identifisere sykdommer og lidelser på grunnlag av pasientens symptomer.
- **Resept: Avhengig av** lokale bestemmelser kan hovedlegen ha rett til å skrive ut medisiner, behandlinger eller terapier, samt bestille diagnostiske tester som blodprøver, røntgen eller ultralyd.
- **Medisinske prosedyrer:** Noen IP-er er opplært til å utføre spesifikke medisinske prosedyrer, for eksempel suturer, biopsier, intubasjoner eller kateterinnleggelse.
- **Henvisning og samarbeid:** IP er ofte et sentralt kontaktpunkt mellom pasienten og andre spesialister. De kan henvise pasienten til andre fagpersoner for spesialistbehandling, samtidig som de sørger for konsekvent oppfølging.
- **Utdanning og helsefremmende arbeid: I tillegg** til å gi direkte behandling spiller IPs en avgjørende rolle når det gjelder å utdanne pasienter, hjelpe dem med å forstå tilstanden deres og behandlingstilbudet, og oppmuntre dem til å adoptere sunn atferd.
- **Forskning og evaluering:** Mange hovedansvarlige er involvert i klinisk forskning og bidrar til å forbedre medisinsk praksis og evaluere nye intervensjoner.
- **Ledelse og lederskap:** I helseinstitusjoner kan hovedveiledere ha lederstillinger, lede team, delta i strategisk planlegging eller implementere helsepolitikk.
- **Spesialiseringer:** I likhet med leger kan IP-er spesialisere seg innen bestemte områder, for eksempel kardiologi, pediatri, psykiatri eller geriatri, for å nevne noen.
- **Konsultasjon og veiledning:** Med sin erfaring og ekspertise fungerer sykepleiere ofte som mentorer for yngre sykepleiere eller annet helsepersonell og veileder dem i deres faglige utvikling.

Sykepleiere har en fremtredende plass i det medisinske spekteret, og tilbyr avansert ekspertise samtidig som de opprettholder en pasientsentrert tilnærming. Den konstante utviklingen på det medisinske området gjør deres rolle enda viktigere, ettersom de raskt kan tilpasse seg pasientenes og helsevesenets skiftende behov.

## Samarbeid med leger og andre spesialister

Som en sentral del av tverrfaglige medisinske team samarbeider sykepleiere tett med leger, kirurger, farmasøyter, terapeuter, sosialarbeidere og andre spesialister. Målet med dette samarbeidet er å sikre at pasientene får en optimal, helhetlig behandling, der de ulike fagpersonenes kompetanse utfyller hverandre.

- **Effektiv kommunikasjon:** En av nøklene til et vellykket samarbeid er evnen til å kommunisere tydelig og effektivt. Dette innebærer å dele relevant informasjon om pasientens tilstand, diskutere mulige diagnoser og behandlingsalternativer og sørge for at pasienten står i sentrum for alle beslutninger.
- **Rolleforståelse:** Hvert medlem av teamet har et unikt sett med ferdigheter og ansvarsområder. Ved å forstå hver enkelt persons begrensninger og kompetanseområder kan pasientene henvises til rett spesialist til rett tid.
- **Regelmessig konsultasjon:** Teammøter, kliniske visitter og casekonferanser er ideelle anledninger til å diskutere komplekse tilfeller, utveksle synspunkter og utarbeide koordinerte behandlingsplaner.
- **Gjensidig respekt:** Anerkjennelse av hver enkelt fagpersons verdi skaper en atmosfære av gjensidig respekt, noe som er avgjørende for et harmonisk samarbeid. Alle må føle seg verdsatt og lyttet til.

- **Tverrprofesjonell opplæring:** Stadig flere helseinstitusjoner fremmer tverrprofesjonell opplæring, der ulike spesialister lærer side om side og styrker samarbeidet helt fra starten av karrieren.
- **Teknologi og felles journaler:** Bruk av felles elektroniske pasientjournaler letter samarbeidet ved at alle involverte fagpersoner får tilgang til nødvendig informasjon i sanntid.
- **Koordinering av behandlingen:** Med sin globale tilnærming kan sykepleieren spille en koordinerende rolle, sikre kontinuitet i behandlingen og sørge for at pasienten får de nødvendige tiltakene fra alle spesialister.
- **Etisk refleksjon:** Samarbeid kan også innebære etiske diskusjoner, særlig når det gjelder vanskelige beslutninger om behandling eller omsorg ved livets slutt.
- **Kontinuerlig faglig utvikling:** I likhet med annet helsepersonell må IP-er holde seg oppdatert på den medisinske utviklingen. Deltakelse på felles kurs eller konferanser med andre spesialister beriker alles perspektiv.
- **Gjensidig støtte: Det** medisinske feltet kan være stressende. Å ha et sammensveiset team, der alle medlemmene støtter hverandre, er avgjørende for fagfolkenes trivsel og kvaliteten på behandlingen som tilbys.

Samarbeid mellom sykepleiere og andre spesialister er en hjørnestein i moderne helsetjenester. Det sikrer at pasientene drar nytte av den samlede ekspertisen og får en helhetlig behandling som er skreddersydd for deres behov. I dette samarbeidsmiljøet bidrar hver enkelt fagperson med sitt, og sammen jobber de for at pasienten skal ha det best mulig.

# Kapittel 13

# FOREBYGGING OG OPPLÆRING AV PASIENTER

# Opplyse folk om risikofaktorer

En av de grunnleggende oppgavene til helsepersonell, spesielt sykepleiere, er å informere pasienter, pårørende og samfunnet om risikofaktorer knyttet til ulike medisinske tilstander. Denne proaktive opplæringen kan forebygge mange komplikasjoner og fremme en sunn livsstil.

- **Definisjon og betydning:** En risikofaktor er en egenskap eller eksponering hos en person som øker sannsynligheten for å utvikle en sykdom eller skade. Forståelse av disse faktorene gjør det mulig å iverksette forebyggende strategier.
- **Modifiserbare og ikke-modifiserbare risikofaktorer:** Mens noen faktorer, som alder eller genetikk, ikke kan endres, kan andre, som livsstil eller miljø, justeres for å redusere risikoen.
- **Risikovurdering:** Sykepleiere må vite hvordan de skal vurdere den spesifikke risikoen for hver enkelt pasient, basert på pasientens historie, livsstil og genetikk.
- Utdanningsstrategier:
    - **Åpen dialog: Vi fører** ærlige samtaler med pasientene, lytter til deres bekymringer og gir saklig informasjon.
    - **Undervisningsmateriell:** Tilby brosjyrer, videoer eller andre ressurser som hjelper pasientene med å forstå risikoen.
    - **Workshops og seminarer:** Organiser opplæringsøkter om spesifikke temaer, for eksempel kosthold, trening eller stressmestring.
- Vanlige risikofaktorer og håndtering av disse:
    - **Røyking:** Informere om farene ved røyking og tilby ressurser for å slutte å røyke.

- **Ubalansert kosthold:** Legg vekt på et balansert kosthold med mye frukt, grønnsaker, fullkorn og magre proteiner.
- **Stillesittende livsstil:** Oppmuntre til regelmessig fysisk aktivitet tilpasset pasientens alder og fysiske tilstand.
- **Overdrevent alkoholforbruk:** Diskuter de anbefalte grensene og farene ved overdrevent alkoholforbruk.
- **Stress:** Tilby stressmestringsteknikker som meditasjon eller avspenning.
- **Bevisstgjøring om forebygging:** En påminnelse om viktigheten av regelmessige helsekontroller, screening og vaksiner for å forebygge sykdom.
- **Samarbeid med andre faggrupper:** Samarbeid med dietister, fysioterapeuter, psykologer eller andre spesialister for å gi helhetlig behandling.
- **Oppfølging og revurdering:** Siden risikofaktorer og livsstil kan endre seg over tid, er det viktig å gjennomgå disse faktorene med pasienten med jevne mellomrom.
- **Samfunnsengasjement:** Deltakelse i folkehelsearrangementer eller initiativer for å øke samfunnets bevissthet om vanlige risikofaktorer og håndtering av disse.

Å informere folk om risikofaktorer er en investering i deres fremtidige velvære. Ved å gi nøyaktig informasjon og tilby ressurser og støtte kan sykepleiere bidra til å forebygge sykdom og fremme en sunn livsstil.

## Oppmuntre til sunn atferd

Å fremme sunn atferd er en hjørnestein i det forebyggende arbeidet innen medisin. Selv om akuttmedisin ofte fokuserer på å behandle akutte tilstander, kan man ved å oppmuntre til sunn atferd forhindre at slike kriser oppstår i utgangspunktet. Sykepleiere, som betrodde mellomledd mellom helsevesenet og pasientene, spiller en viktig rolle i så måte.

- Forståelse av pasienten:
    - **Aktiv lytting:** Ta deg tid til å lytte til pasientens bekymringer, behov og hindringer.
    - **Vurdering av nåværende vaner:** Identifiser hvor pasientene befinner seg i helseforløpet, inkludert matvaner, fysisk aktivitetsnivå, rusmiddelbruk osv.
- Utdanning og bevisstgjøring:
    - **Informasjon:** Gi faktabasert, oppdatert informasjon om fordelene ved sunn atferd.
    - **Myter og feilinformasjon:** Avmystifisering av vanlige misforståelser og evidensbasert informasjon.
- Motiverende strategier:
    - **Motiverende intervju:** Bruk av denne teknikken for å hjelpe pasienter med å gjenkjenne og overvinne motstand mot endring.
    - **Sette mål:** Hjelpe pasientene med å definere realistiske og målbare mål for sunn atferd.
- Fremme et balansert kosthold:
    - **Kunnskap om matvaregrupper:** Oppmuntre til et variert kosthold.
    - **Lese etiketter:** Opplyse folk om hvor viktig det er å forstå ernæringsinformasjon.
    - **Matlaging hjemme:** Fremhev fordelene ved å lage mat hjemme, og gi sunne oppskrifter der det er mulig.
- Oppmuntre til fysisk aktivitet:
    - **Fordelene ved fysisk aktivitet:** Minn folk på fordelene for kropp og sinn.

- **Finne en passende aktivitet:** Hjelpe pasientene med å finne en aktivitet som passer dem, enten det er gåturer, dans, yoga osv.
- Stressmestring:
  - **Gjenkjenne utløsende faktorer:** Hjelpe pasientene med å identifisere hva som forårsaker stress i livet deres.
  - **Avspenningsteknikker:** Introduser metoder som meditasjon, dyp pusting og visualisering.
- Unngå skadelige stoffer:
  - **Røyking:** ressurser for å hjelpe folk med å slutte å røyke.
  - **Alkoholforbruk:** Diskutere sikre grenser og risikoen forbundet med overdrevent forbruk.
- Fremmer avslappende søvn:
  - **Søvnhygiene:** råd om viktigheten av regelmessige søvnrutiner og et miljø som fremmer hvile.
- Støttenettverk:
  - **Støttegrupper:** Henvis pasienter til lokale eller nettbaserte støttegrupper.
  - **Familie og venner:** Oppfordre pasienten til å dele sine mål med familie og venner for å få støtte.
- Oppfølging:
  - Planlegg oppfølgingsmøter for å diskutere fremdriften, overvinne hindringer og justere målene om nødvendig.

Å oppmuntre til sunn atferd handler ikke bare om å formidle informasjon, men også om å bygge opp et tillitsforhold til pasienten, forstå pasientens spesifikke behov og gi dem de verktøyene og den støtten de trenger for å lykkes. Ved å ha en slik helhetlig tilnærming kan sykepleiere gjøre en reell forskjell i pasientenes liv.

# Overgangsstøtte mot hjemmesykepleie

Overgangen fra sykehus til hjemmesykepleie er en viktig periode for pasienter og pårørende. Det kan være en stressende tid, full av usikkerhet, men også full av håp om å vende tilbake til det normale. Sykepleiere spiller en sentral rolle i å sikre at denne overgangen skjer så smidig og trygt som mulig.

- Vurdering av situasjonen hjemme:
  - **Innledende besøk:** En sykepleier eller annet helsepersonell kan komme på hjemmebesøk for å vurdere omgivelsene og finne ut hvilke tilpasninger som er nødvendige.
  - **Identifisering av behov:** Erkjennelse av spesifikke medisinske behov, for eksempel behov for tilpasset utstyr eller medisinering.
- Opplæring for pasienter og pårørende:
  - **Grunnleggende ferdigheter:** Opplæring av pasienter og pleiere i grunnleggende ferdigheter som administrering av medisiner, overvåking av vitale tegn og utførelse av grunnleggende pleie.
  - **Håndtering av nødsituasjoner:** Gi klare retningslinjer for hva som skal gjøres i en nødsituasjon.
- Koordinering med leverandører av hjemmesykepleie:
  - **Kontaktetablering:** Sette pasienter i kontakt med hjemmesykepleiere, fysioterapeuter eller andre spesialister etter behov.
  - **Flytende kommunikasjon:** Sikre en smidig overgang ved å kommunisere tydelig med hjemmesykepleien om pasientens tilstand og behov.

- Planlegging av utflukten:
  - **Sjekkliste:** Gi en detaljert liste over tiltak som skal iverksettes ved utskrivning fra sykehuset.
  - **Oppfølgingsavtaler:** Planlegg de nødvendige avtalene for medisinsk oppfølging.
- Emosjonell støtte:
  - **Støtte:** Anerkjennelse av de følelsene av frykt, angst og usikkerhet som pasienter kan oppleve under overgangen.
  - **Veiledning:** Tilby ressurser som støttegrupper eller terapi for å hjelpe deg med å håndtere disse følelsene.
- Overvåking etter overgangen:
  - **Oppfølgingssamtaler:** Ta jevnlige telefonsamtaler for å forsikre deg om at alt går bra hjemme.
  - **Regelmessige besøk:** Planlegg hjemmebesøk for å vurdere situasjonen og justere pleieplanen ved behov.
- Håndtering av medisiner:
  - **Oppdatert liste:** Sørg for at pasienten har en oppdatert liste over alle medisinene sine, med riktige doseringer og tidspunkter.
  - **Organisasjon:** Gi råd om bruk av pilleboksen eller applikasjoner for å overvåke medisininntaket.
- Vurdering av fremdrift:
  - **Helsedagbok:** Oppfordre pasientene til å føre en daglig helsedagbok for å følge med på utviklingen og identifisere eventuelle problemer.
  - **Rehabilitering:** Organiser ved behov rehabiliteringsopphold for å hjelpe til med fysisk og psykisk restitusjon.
- Ressurser og støtte fra samfunnet:
  - **Lokale tjenester:** Informer pasientene om hvilke ressurser som er tilgjengelige i lokalsamfunnet, for eksempel tjenester for

utlevering av legemidler eller pasientstøtteprogrammer.
- Forebygging av reinnleggelser:
  - **Opplæring:** Informasjon om forebygging av vanlige komplikasjoner knyttet til tilstanden.
  - **Advarselstegn:** Opplys dem om hvilke tegn de skal være oppmerksomme på som kan indikere en forverring av tilstanden.

Overgangen til hjemmesykepleie er en reise som krever oppmerksom og omsorgsfull støtte. Ved hjelp av grundig planlegging, god opplæring og kontinuerlig støtte kan sykepleierne sørge for at pasientene fortsetter å få god pleie og omsorg, også utenfor sykehuset.

# Kapittel 14

# REHABILITERING OG OPPFØLGING

## Planlegging av utflukten og koordinering av pleie og omsorg

Å forlate sykehuset er ofte en blanding av lettelse og bekymring for pasientene. Utsiktene til å vende tilbake til sitt eget hjem er forlokkende, men det er også forbundet med usikkerhet rundt kontinuiteten i pleien. Sykepleierne, med sin sentrale rolle, er i en ideell posisjon til å sikre en smidig, trygg og betryggende overgang for pasientene.

- Foreløpig vurdering for utslipp :
    - **Pasientens helsetilstand:** Er pasienten stabil og i stand til å forlate sykehuset?
    - **Egenomsorgsevne:** Er pasienten i stand til å ta vare på seg selv, eller trenger han/hun hjelp?
- Koordinering med det medisinske teamet :
    - **Tverrfaglig møte: Her** samles leger, sykepleiere, sosialarbeidere og fysioterapeuter for å utarbeide en hensiktsmessig utskrivningsplan.
    - **Legemidler og resepter:** Sørg for at pasienten har alle nødvendige resepter og forstår hvordan de skal brukes.
- Pasient- og pårørendeopplæring :
    - **Instruksjoner etter sykehusinnleggelse: Forklar** tydelig hvilken behandling som skal følges, faresignaler og hyppigheten av legebesøk.
    - **Teknikker og ferdigheter:** Lære pasienter og pårørende de nødvendige ferdighetene, for eksempel å skifte bandasjer eller administrere medisiner.
- Organisering av hjemmesykepleien :
    - **Hjemmetjenester:** Ved behov kan du organisere hjemmesykepleie, fysioterapi eller hjemmehjelpstjenester.

- **Medisinsk utstyr: Sørg** for levering av nødvendig utstyr, for eksempel medisinske senger, rullestoler eller oksygenbehandlingsutstyr.
- Oppfølgingsavtale :
  - **Legekonsultasjoner: Avtal** tid hos spesialister, fastleger eller annet helsepersonell.
  - **Tester og undersøkelser :** Organiser eventuelle ytterligere tester eller oppfølging.
- Koordinering med sosiale tjenester :
  - **Støtte i hjemmet:** Ved behov kan du hjelpe til med husarbeid, innkjøp eller matlaging.
  - **Rehabiliteringsprogrammer:** Veiledning av pasienter til programmer som er tilpasset deres situasjon, enten det er fysisk, psykisk eller sosialt.
- Utgangsdokumenter :
  - **Medisinsk sammendrag:** Gi en detaljert redegjørelse for sykehusoppholdet, behandlingen og anbefalinger for fremtiden.
  - **Kontaktinformasjon:** Oppgi en liste over nyttige numre i tilfelle spørsmål eller nødsituasjoner.
- Oppfølging etter sykehusopphold :
  - **Telefonsamtaler: Ta** jevnlig kontakt for å forsikre deg om at alt går bra.
  - **Revurdering:** Ved behov kan du gjennomgå og justere den opprinnelige behandlingsplanen i henhold til pasientens fremgang.

Utskrivningsplanlegging og koordinering av pleie og omsorg er avgjørende for å ivareta pasientsikkerheten og fremme tilfriskning. Ved hjelp av en helhetlig, pasientsentrert tilnærming kan sykepleiere sørge for at pasientene får riktig pleie og fortsetter tilfriskningen under best mulige forhold.

# Samarbeid med terapeuter og sosialarbeidere

I akuttmedisinens dynamiske og ofte uforutsigbare verden jobber ikke sykepleiere alene. De er en sentral del av et tverrfaglig team bestående av leger, terapeuter og sosionomer, som alle bidrar til å sikre at pasientene får omfattende og individuelt tilpasset pleie. Dette tverrprofesjonelle samarbeidet er ikke bare avgjørende for å møte pasientenes komplekse behov, men beriker også hver enkelt fagpersons praksis og visjon.

- Anerkjennelse av roller og ferdigheter :
    - **Terapeuter:** De kan være spesialister på ulike områder, for eksempel fysioterapi, ergoterapi eller respirasjonsterapi. Deres ekspertise er avgjørende for å hjelpe pasienter med å gjenvinne bevegelighet og selvstendighet eller for å håndtere luftveisproblemer.
    - **Sosialarbeidere:** Deres jobb er å støtte pasienter og deres familier i å håndtere de sosiale, emosjonelle og økonomiske utfordringene knyttet til sykdom eller sykehusinnleggelse.
- Kommunikasjon og teammøter :
    - **Regelmessige utvekslinger:** Dette er anledninger til å dele observasjoner, bekymringer og behandlingsmål for hver enkelt pasient.
    - **Pleieplanlegging:** Tett samarbeid sikrer at alle aspekter av pasientens velvære blir tatt i betraktning, enten det gjelder fysisk, psykisk eller sosial helse.
- Koordinering av operasjoner :
    - **Organisering av behandlinger:** Sykepleiere må ofte planlegge pleien rundt

behandlingsøktene for å unngå forstyrrelser og maksimere effekten av tiltakene.
- **Emosjonell og sosial støtte:** Ved å samarbeide tett med sosialarbeidere kan sykepleieren sørge for at pasientens emosjonelle og sosiale behov blir ivaretatt, enten det dreier seg om psykologisk støtte, hjemmehjelp eller administrative prosedyrer.
- Opplæring og etterutdanning :
  - **Tverrfaglige workshoper:** Dette er en mulighet til å utveksle ideer og øke den gjensidige forståelsen av hverandres roller og ansvarsområder, samtidig som man oppmuntrer til kompetanseutveksling.
  - **Kliniske kasus:** Å diskutere komplekse kasus sammen gir mulighet til å lære av hverandre og forbedre behandlingsstrategiene.
- Fordeler for pasienten:
  - **Helhetlig behandling:** Takket være dette samarbeidet får pasientene en behandling som dekker alle deres behov.
  - **Smidig overgang:** Koordinering mellom de ulike fagpersonene letter overgangen mellom sykehus og hjem og sikrer kontinuitet i pleien.
- Utfordringer og løsninger :
  - **Profesjonelle kulturforskjeller:** Hver profesjon har sin egen kultur, sjargong og sine egne perspektiver. Det er derfor avgjørende å fremme gjensidig forståelse og respekt.
  - **Tverrprofesjonell opplæring:** Ved å oppmuntre til **tverrprofesjonell** opplæring helt fra høyere utdanning blir den enkelte fagperson kjent med andre fagområder og styrker samarbeidet fra starten av karrieren.

Teamarbeid mellom sykepleiere, terapeuter og sosionomer er en verdifull synergi. Sammen kan de gi pasientene en helhetlig behandling som ivaretar deres medisinske, fysiske, emosjonelle og sosiale behov.

## Hjemmemonitorering og forebygging rehospitalisering

Overgangen fra sykehus til hjemmesykepleie er et følsomt og avgjørende øyeblikk i pasientens behandlingsforløp. Sykepleiere spiller en sentral rolle når det gjelder å sikre at denne overgangen skjer på en smidig måte og at pasientens behov blir ivaretatt. En vellykket overgang kan dessuten forhindre nye sykehusinnleggelser, noe som ofte er belastende for pasienten og kostbart for helsevesenet.

- Vurdering før utskrivning :
  - **Pasientens helsetilstand:** Før pasienten skrives ut til hjemmet, må han eller hun vurderes grundig for å sikre at helsetilstanden er stabil og at han eller hun vil være i stand til å motta den nødvendige pleien hjemme.
  - **Hjemmemiljø:** En vurdering av pasientens miljø, inkludert potensielle risikoer og tilgjengelige ressurser, er viktig. Ergoterapeuten kan for eksempel bidra til denne vurderingen.
- Planlegging av utflukten :
  - **Opplæring av pasienter og pårørende:** Sykepleiere sørger for at pasienter og pårørende er klar over hvilke tegn de skal være oppmerksomme på, hvilke medisiner de skal ta, og hvilke avtaler de har.
  - **Koordinering med helsepersonell i hjemmet:** Før utskrivelsen tar sykepleieren kontakt **med** hjemmesykepleien, fastlegen eller annet helsepersonell som skal jobbe i pasientens hjem.

- Oppfølging hjemme :
  - **Regelmessige besøk:** Hjemmesykepleiebesøk brukes til å overvåke pasientens helsetilstand, administrere behandlinger og vurdere behovet for justeringer.
  - **Telemedisin:** Telemedisin blir stadig mer utbredt og gjør det mulig å fjernovervåke pasienter, justere behandlinger og reagere raskt på eventuelle problemer.
- Forebygging av komplikasjoner :
  - **Opplæring i egenmestring:** Sykepleieren lærer pasienten å gjenkjenne tegn på forverring av tilstanden og å iverksette egnede tiltak.
  - **Medisinering : For å** unngå komplikasjoner er det viktig å sikre god etterlevelse av behandlingen.
- Sosial reintegrering :
  - **Tilbakevending til dagliglivet:** Sykepleieren oppmuntrer og støtter pasienten i å gjenoppta sine daglige aktiviteter, enten det er fritid, jobb eller sosiale aktiviteter.
  - **Psykologisk støtte: En** sykehusinnleggelse kan være traumatisk, og psykologisk støtte hjemme er ofte nyttig.
- Kommunikasjon med sykehusteamet :
  - **Utveksling av informasjon:** Hjemmesykepleien og sykepleieren på sykehuset utveksler jevnlig informasjon om pasientens fremgang, justeringer i behandlingen eller potensielle komplikasjoner.
  - **Tilbake til sykehuset: Ved** alvorlige komplikasjoner samarbeider hjemmesykepleien med sykehuset for å organisere en rask og effektiv tilbakeføring til sykehuset.

Oppfølging i hjemmet er en viktig del av den totale pleien av pasienten. En godt forberedt overgang, effektiv koordinering med helsepersonell i hjemmet og kontinuerlig støtte kan forebygge komplikasjoner og sikre best mulig livskvalitet for pasienten.

# Kapittel 15

# FERDIGHETER I KRISEHÅNDTERING

# Grunnleggende prinsipper for krisehåndtering

Krisehåndtering er en viktig del av sykepleierrollen, spesielt innen akuttmedisin, der situasjoner kan utvikle seg raskt og uforutsigbart. Å møte en krise med dyktighet, selvtillit og empati kan utgjøre forskjellen mellom et positivt utfall og tragiske konsekvenser. De grunnleggende prinsippene for krisehåndtering kan hjelpe deg med å navigere i slike situasjoner med dømmekraft.

- Forventning og forberedelse :
    - **Løpende opplæring:** Regelmessig opplæring og oppdatering av kunnskap om beredskapsprotokoller og beste praksis er avgjørende.
    - **Kriseplanlegging:** Å ha klare rutiner for ulike krisesituasjoner, fra hjertedekompensasjon til håndtering av atferdsproblemer.
- Rask og nøyaktig vurdering:
    - **Gjenkjenne tegnene:** Raskt oppdage varseltegn eller symptomer på en krisesituasjon.
    - **Behovsvurdering:** raskt identifisere hva pasienten trenger og hvilke ressurser som kreves for å dekke disse behovene.
- Effektiv kommunikasjon :
    - **Klar og tydelig:** I en krisesituasjon teller hvert sekund. Informasjon må formidles tydelig og raskt.
    - **Aktiv** lytting: **Ly      tte** nøye til pasienten, familien og det medisinske teamet for å forstå situasjonen som helhet.
- Tilpasset       intervensjon :
    - **Handle raskt:** Ta informerte beslutninger og handle raskt for å stabilisere pasienten eller situasjonen.

- **Behold roen:** Sykepleierens ro kan berolige pasienten og teamet, selv i de mest anspente øyeblikkene.
- Emosjonell støtte :
  - **Empati:** Anerkjennelse og validering av pasienters og pårørendes følelser.
  - **Beroligelse:** Berolige pasienten om tiltakene som er iverksatt, og forklare tydelig hva som er gjort.
- Evaluering etter krisen :
  - **Debriefing:** Samle teamet for å diskutere hva som gikk bra og hva som kan forbedres.
  - **Emosjonell støtte:** Gjenkjenne potensiell posttraumatisk stress hos pasienter, familier og det medisinske teamet og gi passende støtte.
- Kontinuerlig forbedring:
  - **Tilbakemelding:** Bruk av kriseerfaringer til å forbedre protokoller og opplæring.
  - **Løpende opplæring: Hold deg oppdatert på** den nyeste forskningen og metodene innen krisehåndtering, slik at du alltid er forberedt.

Krisehåndtering er avhengig av en kombinasjon av forutsigbarhet, dyktighet, effektiv kommunikasjon og empati. Med riktig opplæring og en pasientsentrert tilnærming kan sykepleiere effektivt håndtere selv de mest kritiske situasjoner og sørge for pasientens sikkerhet og velvære.

## Deeskaleringsstrategier

I akuttmedisinens dynamiske og ofte uforutsigbare verden kan sykepleiere komme opp i situasjoner der pasienter, og noen ganger også pårørende, blir urolige, engstelige eller aggressive. I slike situasjoner er sykepleierens evne til å deeskalere situasjonen avgjørende, ikke bare for å garantere alles sikkerhet, men også for å sikre at pasienten blir tatt godt vare på. Deeskaleringsstrategier er velprøvde teknikker som kan bidra til å redusere anspenthet og forebygge potensielt farlige situasjoner.

- Aktiv lytting :
  - Sett **deg ned på pasientens nivå: Se** dem i øynene, ha øyekontakt og vis interesse for det de sier.
  - **Verbal refleksjon:** Gjenta pasientens bekymringer for å vise at de blir hørt.
- Ikke-verbal kommunikasjon :
  - **Åpen holdning:** Unngå å legge armene i kors eller vise tegn på aggresjon.
  - **Personlig plass:** Respekter pasientens plass, samtidig som du ivaretar pasientens og din egen sikkerhet.
- Behold roen og kontrollen:
  - **Regulering av stemmen:** Snakk med rolig og beroligende stemme, og unngå å rope eller heve stemmen.
  - **Pust inn:** Pust dypt inn for å holde deg sentrert og rolig.

- Validering av følelser :
  - **Anerkjenn følelser:** Selv om du ikke er enig i årsakene til uroen, bør du anerkjenne og bekrefte pasientens følelser.
- Sett klare grenser:
  - **Forklar forventningene:** Informer pasienten om forventet atferd og konsekvensene hvis de ikke overholder forventningene.
- Valgfrihet og autonomi :
  - **Tilby alternativer: Der det er mulig, bør du** gi pasienten en følelse av kontroll ved å tilby valgmuligheter.

- Frigjøring :
  - **Strategisk tilbaketrekking:** Hvis situasjonen ikke bedrer seg, kan det være nødvendig å forlate området midlertidig til pasienten roer seg.
- Be om forsterkninger:
  - **Be om hjelp fra andre i teamet:** Hvis det er nødvendig, kan du be andre ansatte om hjelp eller vurdere å tilkalle sikkerhetsvakter.
- Opplæring og forberedelser :
  - **Regelmessig opplæring:** Sørg for at du er oppdatert på deeskaleringstrening og kjent med institusjonens rutiner.
- Etter hendelsen :
- **Debriefing:** Diskuter hendelsen med teamet for å finne ut hva man kan lære av den.
- **Støtte:** Søk emosjonell støtte hvis du trenger det, enten det er fra kolleger, veiledere eller fagpersoner.

Nøkkelen til vellykket deeskalering ligger i å være forutseende, kommunisere effektivt og vise medfølelse. Ved å ha en pasientsentrert tilnærming og bruke disse strategiene kan sykepleiere lykkes med å navigere i anspente situasjoner og sørge for sikkerhet og velvære for alle involverte.

## Håndtering av vold og aggresjon

Vold og aggresjon i helsevesenet, spesielt innen akuttmedisin, er et økende problem. I møte med smerte, frykt eller forvirring kan noen pasienter reagere med vold. Dette kan også forverres av psykiske lidelser eller rusmisbruk. For sykepleiere er det viktig å håndtere slike situasjoner for å garantere egen, teamets og pasientens sikkerhet.

- Tidlig gjenkjenning :
    - **Tegn på trussel:** Lær deg å gjenkjenne de første tegnene på uro, for eksempel en sammenbitt kjeve, knyttet neve eller aggressiv kroppsholdning.
    - **Utløsende faktorer:** Identifiser elementer som kan forverre situasjonen, for eksempel et overfylt rom eller forventninger som ikke innfris.
- Skape et trygt miljø:
    - **Layout:** Organiser rommet slik at det er lett å komme seg ut.
    - **Beredskapsprotokoller:** Å ha et varslingssystem som raskt informerer kolleger og sikkerhetsvakter om en potensielt farlig situasjon.
- Deeskaleringsteknikker :
    - **Ikke-konfronterende tilnærming:** Innta en åpen holdning, unngå direkte øyekontakt og bruk et lavt og rolig toneleie.
    - **Empati:** Prøv å forstå pasientens synspunkt og vis empati for pasientens følelser.
- Opprettholde avstand og barrierer:
    - **Personlig** avstand : Hold trygg avstand til den urolige pasienten.
    - **Barrierer:** Bruk om nødvendig gjenstander som et bord eller en pult som en barriere mellom deg og pasienten.
- Fysisk intervensjon :
    - **Opplæring:** Sykepleiere må få opplæring i ikke-skadelige fysiske intervensjonsteknikker for å holde en aggressiv pasient i sjakk som en siste utvei.
    - **Betydningen av teamarbeid:** Samarbeid med andre ansatte for å sikre en trygg intervensjon.

- Medisinsk støtte :
    **Psykiatrisk konsultasjon:** I noen tilfeller kan det være nødvendig med en psykiatrisk vurdering.
    **Medisinering:** Administrering av beroligende medisiner kan vurderes etter avtale med lege.
- Etter hendelsen :
    **Debriefing:** Det er viktig å gjennomgå hendelsen med teamet for å identifisere mulige forbedringer.
    **Psykologisk støtte:** Etter en traumatisk hendelse kan sykepleiere ha behov for å snakke og få støtte.
- Etter- og videreutdanning :
    **Workshops og simuleringer:** Delta på regelmessige kurs for å holde deg oppdatert på beste praksis innen voldshåndtering.
- Forebygging :
    **Pasientengasjement: Å** etablere et tillitsfullt forhold til pasientene fra starten av kan bidra til å forhindre eskalering.
    **Sykehusets retningslinjer:** Sikre at sykehusets retningslinjer er tydelige, kommunisert og implementert.

Nøkkelen til effektiv håndtering av vold og aggresjon ligger i forberedelse, opplæring og en pasientsentrert tilnærming. Ved å forstå pasientens behov og bekymringer og ved å være utstyrt med de riktige verktøyene kan sykepleiere navigere i slike vanskelige situasjoner og samtidig sørge for alles sikkerhet og velvære.

# Kapittel 16

# BETYDNINGEN AV DOKUMENTASJON

# Grunnleggende prinsipper for dokumentasjon i akuttmedisin

I akuttmedisin, der sekundene kan telle og situasjoner endrer seg raskt, er det avgjørende at dokumentasjonen er nøyaktig og rettidig. Omfattende dokumentasjon sikrer ikke bare effektiv kommunikasjon mellom medlemmene i helseteamet, men spiller også en avgjørende rolle for kontinuitet i behandlingen, juridisk ansvar, fakturering og kvalitetsforskning og -forbedring.

- Nøyaktighet og presisjon:
  - **Spesifikke detaljer:** Registrer spesifikk informasjon som f.eks. legemiddeldoseringer, pasientreaksjoner eller detaljer om en prosedyre.
  - **Unngå generelle formuleringer:** I stedet for "pasienten har det bra", bør du heller si "pasienten er stabil med vitale tegn innenfor normale grenser".
- Nyheter :
  - **Dokumentasjon i sanntid:** Dokumenter så langt det er mulig under eller umiddelbart etter en hendelse eller et inngrep.
  - **Tidsstempling:** Sørg for at hver post er tydelig datert og tidsbestemt.
- Konsistens :
  - **Standardisert terminologi:** Bruk anerkjente medisinske termer og unngå ikke-standardiserte forkortelser.
  - **Konstant format:** Følg institusjonens etablerte standarder for formatering og struktur.
- Fullstendighet :
  - Helhetsbilde : Dokumentasjonen skal gjenspeile et helhetlig bilde av pasienten,

inkludert anamnese, vurderinger, tiltak og planer.

**Unngå hull:** Hvis noe ikke er dokumentert, anses det ofte for ikke å ha skjedd.

Objektivitet :

**Vær nøytral:** Registrer fakta som de er, uten å legge til din egen mening eller tolkning.

**Direkte sitater :** Hvis pasienten eller et familiemedlem kommer med en viktig uttalelse, skal den dokumenteres i anførselstegn.

Konfidensialitet :

**Beskytt informasjonen:** Sørg for at all dokumentert informasjon er sikker og kun er tilgjengelig for dem som har rett til å se den.

**Overhold lover og forskrifter:** Overhold alle personvernlover, for eksempel GDPR i Europa og HIPAA i USA.

Revisjoner og rettelser :

**Slett aldri:** Hvis en korreksjon er nødvendig, må du følge de riktige prosedyrene, vanligvis ved å tegne en enkelt strek gjennom feilen og legge til korreksjonen.

**Signer hver oppføring:** Sørg for at hver oppføring, rettelse eller tilføyelse ledsages av dine initialer eller signatur.

Kommunikasjon :

**Forenkle overføring av behandling:** Dokumentasjonen skal gjøre det mulig for annet helsepersonell å raskt forstå pasientens tilstand og den behandlingen pasienten har fått.

**Henvis til andre notater:** Hvis en annen spesialitet (f.eks. kardiologi) har blitt konsultert, bør du nevne dette og henvise til deres notater for å få en oversikt.

Bruk :

- **Elektronisk pasientjournal:** Lær hvordan du bruker og behersker institusjonens journalsystem for rask og effektiv dokumentasjon.
- **Løpende opplæring:** Teknologi og dokumentasjonsprosedyrer er i stadig utvikling. Sørg for å holde deg oppdatert på beste praksis.

Selv om dokumentasjon i akuttmedisin er krevende, er det en hjørnestein i behandlingen. Det sikrer at alle pasienter får behandling av høy kvalitet basert på den mest oppdaterte og omfattende informasjonen som er tilgjengelig.

## Elektroniske filer og teknologier

Ved inngangen til den digitale revolusjonen gjennomgikk den medisinske verdenen en drastisk metamorfose, fra et system basert på papirjournaler til et miljø som i stor grad domineres av elektronisk teknologi. Selv om denne overgangen til tider har vært komplisert, har den forbedret kvaliteten på behandlingen, pasientsikkerheten og samarbeidet mellom helsepersonell betraktelig. I denne sammenhengen spiller elektroniske pasientjournaler (EPJ) og annen relatert teknologi en viktig rolle, spesielt innen akuttmedisin, der tid ofte er en kritisk faktor.

Elektroniske pasientjournaler (EMR) :
- **Fordeler:** De garanterer rask tilgang til omfattende pasientinformasjon, fremmer kontinuitet i behandlingen og reduserer medisinske feil.
- **Integrasjon:** EPJ kan kobles sammen med andre sykehussystemer, for eksempel apotek,

laboratorier eller radiologi, slik at det blir en kontinuerlig informasjonsflyt.

**Sikkerhet og konfidensialitet:** Moderne systemer er utstyrt med robuste sikkerhetstiltak for å beskytte pasientdata.

Telemedisin :

**Fjernkonsultasjoner:** Dette gjør det mulig å gi medisinsk behandling via videoplattformer, noe som er viktig for pasienter i avsidesliggende områder.

**Fjernovervåking:** Pasienter kan fjernovervåkes ved hjelp av utstyr som overfører data i sanntid til helsepersonell.

Overvåkings- og varslingssystemer :

**Monitorer for vitale tegn:** Disse tilkoblede enhetene kan varsle pleiepersonalet om avvik eller kritiske endringer i pasientens tilstand.

**Prediktiv algoritme:** Noen EPJ-er bruker algoritmer for å forutsi potensielle risikoer for pasienten, for eksempel risikoen for sepsis eller andre komplikasjoner.

Interoperabilitet :

**Bedre samarbeid:** EPJ kan ofte kommunisere mellom ulike virksomheter eller spesialiteter, noe som gjør det lettere å overføre informasjon og ansvarsområder.

**Pasienttilgang:** Pasientene har ofte tilgang til sine egne journaler, noe som gjør dem mer delaktige i behandlingen.

Bærbar teknologi :

**Bærbare enheter:** Mange enheter, som smartklokker eller armbånd, kan nå spore ulike helseparametere og overføre denne informasjonen til helsepersonell.

**Mobilapplikasjoner:** Det finnes mange applikasjoner som er utviklet for å hjelpe deg med å håndtere sykdommer, overvåke vitale tegn eller til og med ta medisiner.

Trening og tilpasning :
- **Kontinuerlig utvikling:** Siden teknologien endrer seg så raskt, er det viktig med kontinuerlig opplæring for å sikre trygg og effektiv bruk.
- **Etiske og regulatoriske utfordringer:** Den raske teknologiske utviklingen gjør at regelverk og etikk hele tiden må tilpasses for å beskytte pasientene og deres data.

I skjæringspunktet mellom teknologi og medisin har elektroniske journaler og beslektede teknologier revolusjonert måten pleie og omsorg ytes på, særlig i akutte situasjoner. Å ta i bruk og tilpasse seg disse verktøyene er avgjørende for alt helsepersonell som ønsker å gi best mulig behandling i den moderne verden.

## Juridiske aspekter og konsekvenser dokumentasjon

Medisinsk dokumentasjon er mer enn bare en administrativ formalitet: Den viser kronologien i behandlingen, garanterer pasientens kvalitet og sikkerhet og har et ubestridelig juridisk aspekt. I akuttmedisin, der beslutninger ofte tas i all hast, er nøyaktig og omfattende dokumentasjon desto viktigere. Utelatelse, unøyaktighet eller uaktsomhet i dokumentasjonen kan få alvorlige juridiske konsekvenser for helsepersonell.

Dokumentasjonens juridiske betydning :
- **Bevis på utført behandling:** Medisinske journaler fungerer som objektive bevis på behandlingen som er gitt, beslutningene som

er tatt og informasjonen som er delt med pasienten.

**Profesjonelt ansvar:** Mangelfull dokumentasjon kan føre til beskyldninger om uaktsomhet eller faglig forsømmelse.

Informert samtykke :

**Dokumentere prosessen: Det er** viktig å dokumentere at pasienten har fått tilstrekkelig informasjon om risiko, fordeler og alternativer ved en behandling eller prosedyre, og at pasienten har gitt sitt informerte samtykke.

**Beskyttelse mot søksmål:** Hensiktsmessig dokumentasjon av samtykke kan beskytte helsepersonellet i tilfelle beskyldninger om å ha utført en behandling eller et inngrep uten pasientens samtykke.

Konfidensialitet og databeskyttelse :

**Taushetsplikt:** Helsepersonell er lovpålagt å beskytte pasientenes medisinske opplysninger. Brudd på taushetsplikten kan medføre strafferettslige og sivilrettslige sanksjoner.

**Overføring og deling av informasjon:** Dokumentasjon må deles på en sikker måte, spesielt ved kommunikasjon mellom ulike virksomheter eller spesialiteter.

Tilbakeholdelse og destruksjon av filer :

**Oppbevaringsperiode:** Lokale eller nasjonale lover fastsetter vanligvis en minimumsperiode for hvordan journaler skal oppbevares.

**Sikker destruksjon:** Når journaler destrueres, må dette gjøres på en måte som ivaretar pasientens konfidensialitet og personvern.

Pasientens tilgang til journaler :

**Rett til innsyn:** I mange land har pasienter rett til innsyn i journalen sin og til å be om kopier.

- **Rettelser og endringer :** Pasienter kan ofte be om at feil eller mangler i journalen blir korrigert. Det er viktig hvordan slike rettelser gjøres og dokumenteres.

Opplæring og ansvar :
- **Etterutdanning:** Helsepersonell må jevnlig få opplæring i de juridiske kravene til dokumentasjon for å sikre at de overholdes.
- **Revisjon og gjennomgang:** Virksomhetene kan gjennomføre regelmessige revisjoner av dokumentasjonen for å sikre at standardene overholdes og for å identifisere forbedringsområder.

Dokumentasjon gjenspeiler helsepersonellets faglige integritet. Den er en garantist for kvaliteten på behandlingen, en kilde til informasjon for pasienten og en juridisk beskyttelse for helsepersonellet. I akuttmedisin, der hver eneste beslutning kan få livsviktige konsekvenser, er det avgjørende at hver eneste detalj blir forstått, analysert og respektert.

# Kapittel 17

# SPESIFIKKE PROSEDYRER OG FORVALTNINGEN AV DEM

# Innsetting av sonder og katetre

Å sette inn katetre er en viktig ferdighet for sykepleiere som jobber med akuttmedisin. Disse innretningene brukes ofte til å administrere medisiner, overvåke organfunksjoner eller drenere kroppsvæsker. Hver type har sine egne retningslinjer, og bruken av dem krever teknisk presisjon og konstant oppmerksomhet på hygiene for å unngå komplikasjoner.

- Vanlige typer sonder og katetre :
    - **Urinkateter:** Brukes til å tømme blæren, og kan være midlertidige eller permanente.
    - **Sentrale venekatetre:** settes inn i en stor vene, vanligvis på halsen, i brystet eller i lysken, for å administrere medisiner eller overvåke hemodynamikken.
    - **Perifere venekatetre:** Brukes til å administrere væske og medisiner via venene i armene.
    - **Magesonde:** brukes til å administrere mat eller medisiner eller til å tømme magesekken.
    - **Intubasjonssonder:** Settes inn i luftrøret i gjenopplivningssituasjoner for å sikre luftveier eller gi oksygen.
- Integrasjonsteknikker :
    - **Forberede pasienten: Pasienten** må beroliges, prosedyren må forklares og samtykke må innhentes.
    - **Asepsis:** Sterilitet er avgjørende for å unngå infeksjoner. Bruk av sterile hansker, sterile avtrekk og antiseptiske midler.
    - **Selve innføringen:** Varierer avhengig av type kateter. En presis teknikk er nødvendig for å garantere sikkerheten.

- Vedlikehold og overvåking :
    - **Regelmessige kontroller:** Du må sørge for at katetret eller kateteret alltid er riktig plassert og at det ikke er tegn på infeksjon.
    - **Rengjøring:** Hygienen rundt innstikkstedet må opprettholdes.
    - **Kontroller driften:** Sørg for god sirkulasjon eller drenering, unngå hindringer.
- Potensielle komplikasjoner :
    - **Infeksjoner :** En infeksjon kan utvikle seg rundt innstikkstedet eller spre seg i hele kroppen.
    - **Obstruksjon:** Et kateter eller en sonde kan bli blokkert.
    - **Traume:** Feil innsetting kan skade et organ eller blodkar.
- Fjerning av enheter :
    - **Prosedyre:** Fjerning må utføres med forsiktighet for å unngå traumer.
    - Overvåking etter **fjerning:** Overvåk pasienten for tegn på komplikasjoner etter fjerning.
- Opplæring og ferdigheter :
    - **Opplæring:** Sykepleiere må være opplært og sertifisert for å sette inn disse apparatene.
    - **Oppdateringer:** Etter hvert som teknikker og utstyr utvikler seg, må ferdighetene oppdateres jevnlig.

Innsetting av katetre er en vanlig, men vanskelig prosedyre innen akuttmedisin. Overholdelse av protokoller, upåklagelig teknikk og nøye overvåking er avgjørende for å garantere pasientsikkerheten.

# Uttak og akutte laboratorieundersøkelser

Prøvetaking og tolkning av laboratorietester er en sentral del av pasientbehandlingen i akuttmedisinske situasjoner. Analysene gir helsepersonellet et verdifullt innblikk i pasientens fysiologiske tilstand, noe som er avgjørende for diagnostisering, behandling og oppfølging. For sykepleiere i akuttmedisin er det avgjørende å beherske dette aspektet.

- Betydningen av prøver i akuttmedisin :
    - **Rask diagnose:** Identifisere den underliggende årsaken til et medisinsk problem.
    - **Progresjonsmonitorering:** Vurdering av sykdomsutviklingen eller effekten av en behandling.
    - **Terapeutiske beslutninger:** Juster behandlingene i henhold til de oppnådde resultatene.
- Vanlige typer prøvetaking :
    - **Blod:** hemogram, biokjemi, blodgass, hjertemarkører osv.
    - **Urin:** Standard urinanalyse, toksikologisk test.
    - **Cerebrospinalvæske:** Ved mistanke om hjernehinnebetennelse eller andre nevrologiske lidelser.
    - **Kulturer:** For å påvise bakterie-, virus- eller soppinfeksjoner.
- Prøvetakingsteknikker :
    - Valg av **sted:** Valg av vene eller egnet kroppsregion.
    - **Forberede pasienten:** Berolige pasienten og innhente pasientens samtykke.
    - **Aseptisk teknikk: For** å forhindre kontaminering eller infeksjon.

Akutte laboratorieundersøkelser :
  **Biokjemi:** nyre- og leverfunksjon, elektrolytter, glukose osv.
  **Hematologi:** blodtelling, koagulasjonstid.
  **Mikrobiologi:** Kulturer, antibiogram.
  **Toksikologi:** Påvisning av narkotika eller giftstoffer i blod eller urin.
  **Immunologi:** antistofftester, inflammasjonsmarkører.
Tolkning av resultatene :
  **Normale versus patologiske verdier:** Kunnskap om normalområder og deres kliniske implikasjoner.
  **Klinisk korrelasjon: Å** relatere resultatene til pasientens kliniske tilstand.
  **Avvikshåndtering:** Identifiser resultater som krever umiddelbare tiltak.
Kommunikasjon med laboratoriet :
  **Prøveoverføring:** Sørg for at prøvene er korrekt merket og sendes raskt.
  **Informasjonsutveksling:** I tilfelle unormale eller uventede resultater, diskuter saken med teknikerne eller biologene for å avklare resultatene.
Sykepleierens rolle :
  **Nøyaktig prøvetaking:** Sikre kvaliteten på prøven for å unngå falske negative eller falske positive resultater.
  **Sikkerhetsbevissthet:** Håndter prøvene med forsiktighet for å unngå risiko for kontaminering.
  **Pasientopplæring:** forklare testene og konsekvensene av dem for pasienten og familien.

Laboratorieprøver og -tester er viktige verktøy i håndteringen av medisinske nødsituasjoner. For sykepleiere er det å beherske dette aspektet godt en garanti for bedre kvalitet på pleien, rask identifisering av problemer og mer effektiv intervensjon.

## Suturteknikker og sårpleie

Evnen til å suturere og behandle sår på riktig måte er en uvurderlig ferdighet for alle sykepleiere som jobber med akuttmedisin. Enten det dreier seg om et sår etter en ulykke eller et kirurgisk snitt, er effektiv sårbehandling avgjørende for å forebygge infeksjoner, sikre optimal tilheling og minimere arrdannelse.

- Introduksjon til sår :
  - **Typer sår:** Kutt, skrubbsår, avrivninger, bitt, brannskader.
  - **Innledende vurdering:** Dybde, lengde, kontaminering, tilstedeværelse av fremmedlegemer.
- Forberedelse av såret :
  - **Rengjøring:** Bruk antiseptiske løsninger for å fjerne forurensninger.
  - **Lokalbedøvelse:** Lidokain eller andre midler for å bedøve området.
  - **Fjerne fremmedlegemer:** Forsiktig for å unngå å forverre såret.
- Sutureringsteknikker :
  - **Enkel sutur: Den** vanligste teknikken for å sy sammen sårkanter.
  - **Matrasuturer:** Brukes til dype sår eller for å redusere spenninger.
  - **Overlock-suturer:** For lange, lineære sår.
  - **Intradermale suturer:** Når du ønsker å minimere det synlige arret.
  - **Stifter:** For rask festing, vanligvis i hodebunnen eller på stammen.

- **Hudlim:** Til små overfladiske sår.
- Valg av sutur :
    - **Absorberbar vs. ikke-absorberbar tråd:** Avhengig av sårsted og type sår.
    - **Wire gauge:** Avhenger av sårets tynnhet og spenning.
- Pleie etter sutur :
    - **Sårbeskyttelse:** Bruk av sterile bandasjer for å unngå kontaminering.
    - Overvåking av tegn på infeksjon: rødhet, varme, smerte, væsking.
    - **Råd til pasienten:** Hold såret rent, unngå overdreven bevegelse og følg med på eventuelle komplikasjoner.
- Fjerning av suturer :
    - **Tidspunkt:** Avhenger av type sutur og sårets plassering.
    - **Teknikk: Skånsom** fjerning for å unngå å skade den helede huden.
- Komplikasjoner og håndtering av disse :
    - **Infeksjoner :** Forebygges ved riktig rengjøring og behandles med antibiotika.
    - **Hypertrofisk eller keloid arrdannelse:** Steroidinjeksjoner, kirurgi eller laserbehandling.
    - **Disunion:** Re-suturering eller andre inngrep for å fremme tilheling.
- Sykepleierens rolle :
    - **Pasientopplæring:** Forklaring av sårstell, tegn på infeksjon, når og hvordan man skal komme tilbake for å fjerne suturer.
    - **Tekniske ferdigheter:** Behersker suturteknikker for optimal behandling.
    - **Kommunikasjon:** Sikre at pasienten føler seg komfortabel og informert i alle faser.

Evnen til å suturere og lege sår er en viktig del av akuttmedisinen. I tillegg til å sikre optimal sårtilheling kan effektiv sårbehandling i stor grad forbedre pasientens komfort og generelle tilfredshet. For sykepleiere betyr dette at de hele tiden må oppdatere sine ferdigheter og holde seg oppdatert på beste praksis.

# Kapittel 18

# SMERTEBEHANDLING

# Vurdering av smerte

Smerte, ofte beskrevet som "den femte livskonstanten", er en kompleks og multifaktoriell del av den menneskelige erfaringen. I akuttmedisin er rask og nøyaktig vurdering av smerte avgjørende, ikke bare for pasientens komfort, men også for å diagnostisere, behandle og overvåke utviklingen av mange tilstander. Den globale tilnærmingen til smerte tar hensyn til fysiologiske, emosjonelle og kontekstuelle dimensjoner, noe som muliggjør en mer omfattende og individualisert behandling.

- Introduksjon til smerte :
    - **Definisjon:** Ubehagelig følelse forbundet med en faktisk eller potensiell vevsskade.
    - **Typer :** Akutt vs. kronisk, nociseptiv vs. nevropatisk.
    - **Mekanismer:** Transduksjon, overføring, modulering og persepsjon.
- Vurderingsskalaer :
    - **Visuell analog (VAS):** Pasienten plasserer smerten sin på en gradert linje.
    - **Numerisk:** Fra 0 (ingen smerte) til 10 (den mest intense smerten du kan forestille deg).
    - **Skalaer for spesifikke populasjoner:** barn, eldre, ikke-kommunikative pasienter.
- Samlet vurdering :
    - **Sted:** Hvor er smerten?
    - **Intensitet:** Hvor intens er den?
    - **Kvalitet: Bankende**, brennende, pulserende?
    - **Varighet og utvikling:** Hvor lenge? Er den konstant eller periodisk?
    - **Utløsende og lindrende faktorer:** Hva gjør smerten verre eller bedre?
    - **Assosierte symptomer:** Kvalme, kortpustethet, svette.

Smerte og følelser :
**Psykologisk påvirkning:** Smerter kan forverres av stress, angst og depresjon.
**Vurdering av humøret:** Hvordan føler pasienten seg? Påvirker smertene humøret?

Betydningen av regelmessig evaluering :
**Overvåking:** Sikre at tiltakene er effektive.
**Forebygging: Forutse** og behandle smerter før de blir uutholdelige.

Spesifikke utfordringer :
**Ikke-kommunikative pasienter:** Bruk av atferdsskalaer.
**Kulturelle oppfatninger:** Respektere og forstå pasientenes perspektiv på smerte.

Sykepleierens rolle :
**Førstelinje: Det er** ofte sykepleieren som først vurderer pasientens smerter.
**Pasientopplæring:** Hjelpe pasientene til å forstå smertene sine og de foreslåtte behandlingene.
**Samarbeid: Samarbeid** med pleieteamet for å sikre optimal pleie.

Å vurdere smerte er en viktig ferdighet for alt helsepersonell, og spesielt for sykepleiere i akuttmedisin. Smerte er ofte det viktigste og mest bekymringsfulle symptomet for pasienten. En fullstendig, regelmessig og individuell vurdering gir en mer effektiv og human behandling som reduserer pasientens lidelse og fremskynder rekonvalesensen.

# Legemidler og teknikker ikke-farmakologisk

Akuttmedisinsk behandling av smerter og andre symptomer er ikke begrenset til medikamentell behandling. Helhetlig behandling omfatter ikke-farmakologiske intervensjoner som, kombinert med egnet medikamentell behandling, kan gi pasientene en betydelig forbedring av komfort og velvære.

- Legemidler i akuttmedisin :
  - **Analgetika:** Disse medikamentene, fra paracetamol til opioider, retter seg mot ulike smertebaner.
  - **Betennelsesdempende midler:** Brukes ofte for å behandle smerter i forbindelse med betennelser.
  - **Beroligende midler og angstdempende midler:** Nyttige ved uro, angst eller søvnforstyrrelser.
  - **Antispasmodika:** Mot muskelsmerter eller kramper.
  - **Aktuelle:** Kremer, geler eller plaster som påføres direkte på det smertefulle området.
- Ikke-farmakologiske teknikker :
  - **Varmeterapi:** Bruk av varme eller kulde kan bidra til å lindre smerte og betennelse.
  - **Transkutan elektrisk stimulering (TENS):** Bruker små elektriske impulser for å redusere smerteopplevelsen.
  - **Massasje:** Kan forbedre blodsirkulasjonen, redusere muskelspenninger og virke avslappende.
  - **Mobilisering og fysioterapi:** Bidrar til å styrke musklene, forbedre bevegeligheten og redusere smerter.

Avspenningsterapi: dype pusteteknikker, meditasjon eller visualisering.
**Biofeedback:** Lære å kontrollere visse kroppsfunksjoner for å håndtere smerter.
**Distraksjon:** Bruk av musikk, lesing eller spill for å avlede oppmerksomheten fra smertene.
Komplementære tilnærminger :
**Akupunktur:** Ved å sette fine nåler i bestemte punkter på kroppen kan man lindre smerter.
**Aromaterapi:** Bruk av eteriske oljer for å oppnå avslapping og velvære.
**Kognitiv atferdsterapi:** Teknikker for å endre negative tanker og atferd forbundet med smerte.
Pasientinvolvering :
**Opplæring:** Hjelpe pasientene med å forstå behandlingsalternativene og hvor effektive de er.
**Egenmestring:** Oppmuntre pasientene til å ta en aktiv rolle i smertebehandlingen.
Evaluering og overvåking :
**Løpende evaluering:** Sikre at tiltakene er effektive og justere behandlingsplanen deretter.
**Tilbakemeldinger fra pasientene: Tilbakemeldinger fra** pasientene er avgjørende for å kunne vurdere hvor effektive tiltakene er.

Kombinasjonen av medikamenter og ikke-farmakologiske teknikker muliggjør en mer omfattende og individualisert behandling av smerter og andre symptomer i akuttmedisin. Den flerdimensjonale tilnærmingen er ikke bare mer effektiv, men tar også hensyn til mange pasienters ønske om å bruke mindre invasive og mer naturlige metoder som supplement til tradisjonell medikamentell behandling.

# Smertebehandling i spesifikke populasjoner (barn, eldre)

Smertebehandling i akuttmedisin er en utfordring, men når det gjelder spesifikke populasjoner som barn og eldre, forsterkes denne utfordringen. Disse gruppene har unike behov, reaksjoner og sårbarheter, og krever en skreddersydd og sensitiv tilnærming.

**1. Smerter hos barn :**
a. Anerkjennelse og vurdering :
- Kommunikasjonsbarrieren: Svært små barn kan ikke uttrykke smerten sin på en adekvat måte. Bruk av alderstilpassede smerteskalaer, som FLACC-smerteskalaen eller ansiktsskalaen, kan være til hjelp.
- Observer atferden: Gråt, uro eller tilbaketrekning kan være tegn på smerte.

b. Farmakologiske tilnærminger :
- Dosering tilpasset vekt og alder.
- Foretrekker orale eller topikale former, hvis mulig.

c. Ikke-farmakologiske intervensjoner :
- Distraksjonsteknikker: leker, historier, musikk.
- Leketerapi for å forstå og håndtere smerte.
- Foreldrestøtte: Foreldrenes trøst og tilstedeværelse kan redusere angst og smerte.

**2. Smerter hos eldre :**
a. Anerkjennelse og vurdering :
- Kommunikasjon: Kognitive problemer kan gjøre det vanskelig å uttrykke smerte. Egnede vurderingsskalaer, for eksempel smerteskalaen for ikke-kommunikativ demens, kan være nyttige.
- Polypatologi: Eldre mennesker kan lide av flere sykdommer samtidig, noe som kompliserer smertevurderingen.

b. Farmakologiske tilnærminger :
   - Forsiktig med opioider: Økt risiko for bivirkninger som sedasjon eller forstoppelse.
   - Unngå legemidler med antikolinergt potensial.
   - Overvåk legemiddelinteraksjoner på grunn av polypatologi.
c. Ikke-farmakologiske intervensjoner :
   - Fysioterapi: fysioterapi, skånsom massasje.
   - Kognitiv terapi: for å håndtere stress og kroniske smerter.
   - Miljø: En komfortabel seng, godt lys og en behagelig temperatur kan forbedre komforten.

**3. Utdanning og kommunikasjon :**
Uansett om pasienten er et barn eller en eldre person, er det viktig å informere de pårørende. Å hjelpe dem til å forstå smertens natur, behandlingsalternativer og støttemuligheter kan forbedre kvaliteten på behandlingen betraktelig.

Selv om smertebehandling er en grunnleggende del av akuttmedisinen for alle pasienter, må man være spesielt oppmerksom på bestemte pasientgrupper. En pasientsentrert tilnærming, som omfatter både farmakologiske og ikke-farmakologiske intervensjoner, er avgjørende for å gi hensiktsmessig og effektiv behandling.

# Kapittel 19

# SYKEPLEIERENS ROLLE I FOREBYGGING MEDISINSKE FEIL

# Vanlige feil i akuttmedisin

Akuttmedisinen, med sitt høye tempo og akutte situasjoner, er uunngåelig en grobunn for feil. Disse feilene kan skyldes en rekke faktorer, blant annet tretthet, tidspress, feilaktige systemer og dårlig kommunikasjon. Å forstå disse feilene er det første skrittet mot å forebygge dem.

1. Diagnostiske feil :
Akuttmedisin krever ofte raske beslutninger basert på begrenset informasjon. Dette kan føre til :
- **Feiltolkning av symptomer:** Noen symptomer kan feilaktig tilskrives mindre alvorlige tilstander.
- **Ignorerer en viktig sykehistorie: Hvis man ikke tar** hensyn til en viktig sykehistorie, kan det føre til feildiagnostisering.
- **Overdreven tillit til diagnostiske tester:** Tester bør ikke erstatte klinisk vurdering.

2. Feilmedisinering :
Feilmedisinering er vanlig i akuttmedisin på grunn av kompleksiteten og hastigheten i behandlingen. De kan omfatte :
- **Feil dosering:** Administrering av for høy eller for lav dose.
- **Legemiddelinteraksjoner: Ta** ikke hensyn til eventuelle andre legemidler pasienten allerede tar.
- **Administrering til feil pasient:** Spesielt på svært travle avdelinger.

3. Kommunikasjonsfeil :
Tydelig kommunikasjon er essensielt, men blir ofte svekket i stressende omgivelser.
- **Behandlingsoverganger:** Feil oppstår ofte når pasienter overføres fra en avdeling til en annen eller fra et team til et annet.

- **Manglende dokumentasjon:** Unnlatelse av å dokumentere viktig informasjon eller å lese pasientens notater nøye.

4. Feil knyttet til utstyr og teknologi :
   - **Feil bruk av utstyr:** For eksempel en defibrillator som brukes feil under gjenoppliving.
   - **Teknologiske feil:** for eksempel en overvåkingsskjerm som ikke fungerer som den skal.

5. Feil i håndtering av tid og prioriteringer :
I et miljø der alt virker presserende, er det lett å :
   - **Neglisjering av ustabile vitale tegn: For stort** fokus på en tilsynelatende skade eller tilstand på bekostning av et underliggende problem.
   - Forsinket behandling av kritisk syke pasienter: Noen ganger forårsaket av overfylte akuttmottak.

6. Ignorerer betydningen av teamets trivsel:
Tretthet, stress og utbrenthet kan bidra til feil. Hvis man ikke tar hensyn til den psykiske og fysiske helsen til det medisinske teamet, kan det få dramatiske konsekvenser.

Å gjenkjenne vanlige feil i akuttmedisin er avgjørende for å forebygge dem. Kontinuerlig opplæring, bruk av standardiserte protokoller, tydelig kommunikasjon, hensiktsmessig bruk av teknologi og støtte til det medisinske teamet er alle metoder som kan redusere disse feilene og sikre best mulig kvalitet på pasientbehandlingen.

## Sikkerhetsprotokoller og sjekklister

Akuttmedisin er et område der beslutninger ofte må tas raskt og under press. I dette miljøet spiller sikkerhetsprotokoller og sjekklister en viktig rolle for å sikre at alle pasienter får trygg og effektiv behandling. Disse verktøyene er utviklet for å minimere feil, standardisere behandlingen og gi et solid grunnlag for beslutninger i sanntid.

1. Betydningen av protokoller :
Protokoller gir et rammeverk for behandling av pasienter i akuttsituasjoner. De gir klare, trinnvise retningslinjer, basert på vitenskapelig dokumentasjon, for behandling av en rekke ulike tilstander og akuttsituasjoner.

2. Verdien av sjekklister :
I motsetning til protokoller, som kan være mer detaljerte, inneholder sjekklister en rekke punkter som raskt kan sjekkes. De er spesielt nyttige for å sikre at man ikke glemmer noen trinn under spesifikke prosedyrer.

3. Vanlige eksempler på protokoller og sjekklister:
- **Hjerte-lunge-redning (HLR):** En standardisert protokoll for håndtering av hjertestans.
- **Behandling av hjerneslag:** En protokoll for rask administrering av trombolytisk behandling.
- **Sjekkliste for intubasjon:** En sjekkliste over trinnene og utstyret som trengs for å intubere en pasient på en sikker måte.
- **Sjekkliste for** transfusjon: For å ivareta sikkerheten ved transfusjon av blod eller blodprodukter.

4. Implementering og opplæring :
For at disse verktøyene skal være effektive, må de være godt utformet, lett tilgjengelige og oppdateres jevnlig. I tillegg må de ansatte få opplæring i bruken av dem og forstå betydningen av dem.

5. Gjennomgang og kontinuerlig forbedring :
Effektiviteten av protokoller og sjekklister må evalueres jevnlig. Tilbakemeldinger fra personalet, hendelser og nye medisinske oppdagelser kan føre til endringer.

6. Integrering med :
Med den teknologiske utviklingen innen medisin er mange protokoller og sjekklister nå integrert i elektroniske systemer. Dette kan bidra til økt hastighet og nøyaktighet, men det er fortsatt viktig at personalet forstår hva som ligger til grunn for hvert enkelt trinn.

I akuttmedisin, der hvert sekund teller, er sikkerhetsprotokoller og sjekklister uvurderlige. De sikrer at behandlingen som gis, er konsekvent, basert på den beste tilgjengelige dokumentasjonen og rettet mot pasientsikkerhet. En vellykket integrering av dem krever opplæring, engasjement og vilje til å følge de høyeste standardene for medisinsk behandling.

## Kommunikasjon og tilbakemelding innad i teamet

Akuttmedisinens raske og uforutsigbare dynamikk krever klar, konsis og effektiv kommunikasjon mellom medlemmene i det medisinske teamet. I tillegg er konstruktive tilbakemeldinger i rett tid avgjørende for kontinuerlig forbedring av ferdigheter og prosesser. Synergien mellom god kommunikasjon og effektive tilbakemeldinger kan bety forskjellen mellom liv og død i mange situasjoner.

1. Betydningen av tydelig kommunikasjon :
I akuttmedisin må informasjon overføres raskt og entydig. Enten det dreier seg om gjenoppliving, akuttkirurgi eller kompleks medisinsk behandling, må alle i teamet forstå sine oppgaver, pasientens forventninger og mål.

2. Kommunikasjonsverktøy og -teknikker :

- **SBAR (situasjon, bakgrunn, vurdering, anbefaling):** En strukturert metode for å kommunisere kritisk informasjon.
- **Briefinger og debriefinger:** Korte, men viktige møter før og etter prosedyrer eller krisesituasjoner for å sikre at alle er på bølgelengde.
- **Verbale og ikke-verbale signaler: Det er** viktig å være oppmerksom på egen og andres ikke-verbale kommunikasjon.

3. Feedback: et verktøy for vekst :

Tilbakemeldinger skal ikke oppfattes som kritikk, men som en mulighet til å lære og forbedre seg. Det bør være :

- **Opportunistisk:** Gis så snart som mulig etter observasjon.
- **Spesifikk:** Fokuser på spesifikke handlinger eller atferd.
- **Konstruktiv:** Foreslå løsninger eller alternativer.
- **Omsorg:** Å komme med støtte og oppmuntring.

4. Overvinne kommunikasjonsbarrierer :

- **Hierarki:** Oppmuntre til en kultur der alle, uansett nivå eller rolle, føler seg frie til å si ifra og uttrykke sine bekymringer.
- **Kulturelle og språklige forskjeller:** Sørg for opplæring og ressurser som hjelper de ansatte med å kommunisere effektivt til tross for språklige eller kulturelle barrierer.

5. Verdien av simuleringen :

Simuleringstrening gjør det mulig for teamene å øve seg på å kommunisere effektivt i stressende situasjoner, uten risiko for pasientene. Det kan også bidra til å identifisere forbedringsområder i teamkommunikasjonen.

Kommunikasjon og tilbakemelding er avgjørende for pasientsikkerheten og teameffektiviteten i akuttmedisin. Ved å skape en kultur der kommunikasjon verdsettes, der tilbakemeldinger gis og mottas i en ånd av utvikling, og der hindringer for effektiv kommunikasjon aktivt identifiseres og overvinnes, kan man forbedre pasientresultatene og styrke samholdet og tilfredsheten i teamet.

# Kapittel 20

# PALLIATIV TILNÆRMING I AKUTTMEDISIN

# Forståelse av palliativ medisin

Palliativ medisin er en medisinsk spesialitet som fokuserer på å forebygge og lindre lidelse og forbedre livskvaliteten til pasienter med alvorlige og livstruende sykdommer. Den fokuserer på hele mennesket og integrerer de fysiske, emosjonelle, sosiale og åndelige dimensjonene i behandlingen.

1. Hva er palliativ medisin?
Palliativ medisin er en tilnærming som forbedrer livskvaliteten til pasienter (og deres familier) som står overfor problemer knyttet til livstruende sykdommer, gjennom forebygging og lindring av lidelse og en omfattende og grundig vurdering av smerte og andre fysiske, psykiske og åndelige symptomer.

2. De grunnleggende prinsippene :
- **Global tilnærming:** Behandlingen omfatter mer enn bare behandling av fysisk smerte, og omfatter også emosjonelle, psykologiske og åndelige behov.
- **Tverrfaglighet:** Det palliative teamet består vanligvis av leger, sykepleiere, sosialarbeidere, terapeuter og åndelige rådgivere som arbeider sammen.
- **Respekt for pasientens ønsker:** Pasientene og deres familier står i sentrum for beslutningene om behandlingen.

3. Palliativ medisin er ikke synonymt med livets sluttfase:
Selv om palliativ medisin kan assosieres med behandling i livets sluttfase, kan den settes inn når som helst i et alvorlig sykdomsforløp, ved siden av annen kurativ behandling.

4. Håndtering av smerter og andre symptomer :
Palliativ medisin har som mål å effektivt håndtere smerter og andre plagsomme symptomer, enten de er fysiske

(kvalme, pustebesvær), følelsesmessige (angst, depresjon) eller åndelige.

5. Emosjonell og åndelig støtte :
I erkjennelsen av at alvorlig sykdom og død kan føre til eksistensielle kriser, søker palliativ omsorg å tilby passende emosjonell og åndelig støtte.

6. Diskusjon om livets slutt :
Fagpersoner innen palliativ medisin hjelper pasienter og pårørende med å forstå sykdommen, sette mål for behandlingen og ta informerte beslutninger om fremtidig behandling.

7. Palliativ behandling i hjemmet :
Målet er ofte å gjøre det mulig for pasienten å bo hjemme, i kjente omgivelser, samtidig som han eller hun får nødvendig pleie og støtte.

8. Forskjellen mellom palliativ omsorg og omsorg ved livets slutt:
Selv om all omsorg ved livets slutt er av palliativ karakter, er det ikke nødvendigvis slik at all palliativ omsorg gis ved livets slutt.

Palliativ medisin er opptatt av å se hele mennesket og erkjenner at lidelse kan komme til uttrykk på mange måter. Den palliative medisinen har som mål å sikre livskvalitet, uansett hvor langt livet måtte bli, ved å sette pasienten og hans eller hennes nærmeste i sentrum.

## Symptombehandling ved livets slutt

Slutten av livet er en vanskelig periode, ofte ledsaget av en rekke symptomer som krever nøye håndtering. Disse symptomene kan være fysiske, emosjonelle, psykologiske eller åndelige. Håndtering av disse symptomene er kjernen i palliativ medisin, som har som mål å sikre pasientens komfort samtidig som pasientens ønsker og behov respekteres.

1. Smerte :
    - **Vurdering:** Det første trinnet er å kartlegge årsaken til smertene, deres type, intensitet og hyppighet.
    - **Behandlinger:** Disse kan omfatte smertestillende og betennelsesdempende midler, nerveblokader og ikke-medikamentell behandling som massasjeterapi eller akupunktur.
2. Kortpustethet :
    - **Vanlige årsaker:** Hjerteproblemer, lungebetennelse, pleura- eller tumorerffusjon.
    - **Behandling:** Oksygen, bronkodilaterende medisiner, sittende stilling og respirator kan hjelpe.
3. Kvalme og oppkast :
    - **Årsaker:** Medisinering, forstoppelse, tarmobstruksjon eller hjernemetastaser.
    - **Behandlinger :** Antiemetisk medisinering, kostholdsjusteringer og komplementære behandlingsformer som ingefær og akupressur.
4. Uro og delirium :
    - **Identifisering av årsaker:** medisinering, infeksjon, elektrolyttforstyrrelser eller sykdomsprogresjon.
    - **Behandling:** Revurdering av medisinering, palliativ sedering, rolige omgivelser, tilstedeværelse av pårørende.
5. Søvnløshet :
    - **Årsaker:** Smerter, medisiner, angst eller depresjon.
    - **Behandlinger :** Beroligende midler, sengeritualer, avslapningsterapi.
6. Forstoppelse :
    - **Årsaker:** Immobilitet, medisiner som opioider, dehydrering.
    - **Behandling:** Avføringsmidler, fiberrik kost, hydrering.

7. Psykologiske og emosjonelle symptomer :
   **Gjenkjennelse:** Følelser av tristhet, angst, sinne, frykt eller isolasjon.
   **Tiltak:** rådgivning, terapi, støttegrupper, medisinering, avspenningsteknikker.
8. Åndelige symptomer :
   **Manifestasjoner:** Spørsmål om meningen med livet, forsoning, tilgivelse eller frykt for døden.
   **Ledsagelse: Åndelige** samtaler, religiøse ritualer, meditasjon, ledsagelse av en prest eller åndelig veileder.

Håndtering av symptomer ved livets slutt krever en flerdimensjonal tilnærming som tar hensyn til hver enkelt pasients unike behov. Noen symptomer kan behandles med medisinske tiltak, mens andre kan kreve en mer helhetlig tilnærming som integrerer psykologiske, emosjonelle og åndelige aspekter. Nøkkelen er åpen kommunikasjon mellom pasienten, familien og det medisinske teamet, noe som muliggjør en individuelt tilpasset behandling som tar sikte på å gi trøst og verdighet i denne avgjørende fasen av livet.

## Kommunikasjon med pasienter og familier

Kommunikasjon er kjernen i medisinsk praksis. For sykepleiere i akuttmedisin er dette ekstra viktig, siden det ofte skjer i perioder med krise, usikkerhet og sårbarhet for pasienter og pårørende. Måten informasjonen formidles på, kan ha stor betydning for hvordan behandlingen oppleves, pasienttilfredsheten og til og med de kliniske resultatene.

1. Ta kontakt :
   **Førsteinntrykk:** Et smil, øyekontakt og et håndtrykk kan skape tillit.

- **Presenter deg selv:** Oppgi navn og rolle for å tydeliggjøre din posisjon i behandlingsteamet.
2. Aktiv lytting :
    - **Vis interesse:** Gi pasienten eller familien din fulle oppmerksomhet, uten avbrytelser.
    - **Kroppsspråk: Når du** stiller deg foran pasienten, har øyekontakt og nikker, viser du engasjement.
3. Still åpne spørsmål:
    - Oppmuntre pasientene til å dele sine bekymringer og symptomer ved å stille spørsmål som "Fortell meg om smertene dine" i stedet for "Har du vondt?".
4. Valider følelser:
    - Å anerkjenne pasientens eller familiens følelser, enten det er frykt, angst eller frustrasjon, er avgjørende for å etablere et tillitsforhold.
5. Bruk et forståelig språk:
    - Unngå medisinsk sjargong. Tilpass språket til pasientens forståelsesnivå.
6. Informere og utdanne :
    - **Regelmessige oppdateringer:** Hold pasienten og familien informert om fremgang, testresultater og behandlingsplaner.
    - **Opplæringsmateriell:** Brosjyrer eller videoer kan bidra til å forklare komplekse konsepter.
7. Klargjør og gjenta:
    - Pasienter som er stresset, kan ha vanskelig for å huske informasjon. Gjenta de viktigste punktene og sjekk at de er forstått.
8. Involvering av familier :
    - Pårørende kan gi verdifull informasjon, støtte pasienten og hjelpe til med å ta beslutninger.
9. Håndtering av dårlige nyheter :
    - Finn et rolig sted, sett deg ned og vær empatisk og direkte. Gi tid til spørsmål og følelsesmessige reaksjoner.

10. Avslutning av samtalen :
   Oppsummer de viktigste punktene, bekreft handlingsplanen og takk pasienten eller familien for at de tok seg tid.

Kommunikasjon handler ikke bare om å formidle informasjon. Det er grunnlaget for en terapeutisk relasjon som fremmer forståelse, tillit og samarbeid. For sykepleiere i akuttmedisin er det viktig å beherske denne kunsten for å sikre optimal pasientbehandling og støtte de pårørende i en ofte vanskelig tid.

# Kapittel 21

# SPESIALSYKEPLEIE

# Akutt kardiologisk behandling

Når det gjelder akutt hjerte- og karsykdom, er tiden dyrebar, og hvert sekund teller. Sykepleiere spiller en avgjørende rolle når det gjelder tidlig oppdagelse, innledende behandling og oppfølging av pasienter med hjertesykdom. Finn ut hvordan sykepleiere griper inn i akutte hjertesituasjoner.

1. Gjenkjenne en nødsituasjon :
Evnen til raskt å oppdage tegn på en akutt hjertehendelse er avgjørende for å kunne iverksette riktig behandling.
- **Klassiske hjertesymptomer:** Brystsmerter eller ubehag, kortpustethet, overdreven svetting, kvalme eller oppkast.
- **Mindre typiske tegn:** Særlig hos kvinner, diabetikere og eldre kan symptomene være uforklarlig tretthet, magesmerter eller svimmelhet.

2. Første inngripen :
Tilnærmingen "B.A.S.E." (Bilan, Aspirin, Scope, Elektrokardiogram) (Bilan, Aspirin, Scope, Elektrokardiogram) er en enkel og effektiv måte å huske de første trinnene på.
- **Vurdering:** Vurder raskt pasientens tilstand.
- **Aspirin:** Bruk aspirin for å forebygge koagulasjon, med mindre det er kontraindisert.
- **Omfang:** Sett pasienten på hjerteovervåkning.
- **Elektrokardiogram (EKG): Det** bør tas et EKG i løpet av de første 10 minuttene for å identifisere hjerteavvik.

3. Spesialistbehandling :
Avhengig av hvilken hjertelidelse som er diagnostisert, kan det være nødvendig med ulike operasjoner:
- **Akutt koronarsyndrom (ACS):** Omfatter hjerteinfarkt (hjerteinfarkt) og ustabil angina pectoris.

Behandlingen tar sikte på å gjenopprette blodtilførselen til hjertet.
**Akutt hjertesvikt: Behandlingen** tar sikte på å forbedre hjertefunksjonen og redusere symptomer som åndenød.

4. Vanlige legemidler :
Farmakoterapi er en sentral del av behandlingen av akutte hjertelidelser.
- **Blodplatehemmende midler:** Aspirin, klopidogrel.
- **Antikoagulantia :** Heparin, enoksaparin.
- **Betablokkere:** Metropolol, atenolol.
- **Nitroglyserin:** For å lindre brystsmerter.

5. Pasientopplæring :
Sykepleiere spiller en sentral rolle når det gjelder å informere pasientene om hvordan de kan endre risikofaktorer.
- **Røykeslutt:** Støtte og veiledning av pasienter i forbindelse med røykesluttprogrammer.
- **Kosthold:** Oppmuntre til et balansert kosthold med lite salt og mettet fett.
- **Fysisk aktivitet:** Diskuter gradvis gjenopptakelse av fysisk aktivitet etter hjertehendelsen.

6. Forberedelser til reisen :
Henvisningen slutter ikke når pasienten forlater sykehuset. Sykepleieren må sørge for at pasienten :
- Forstår viktigheten av å ta medisiner regelmessig.
- Kjenner faresignalene på tilbakefall eller forverring.
- Har oppfølgingsavtaler med kardiologen sin.

Håndtering av akutte hjertesituasjoner krever rask, koordinert og evidensbasert respons. Akuttsykepleiere står i bresjen for denne responsen, og gir kritisk pleie, opplæring og støtte for å hjelpe pasientene med å navigere i den komplekse verdenen av hjertesykdommer.

# Akutt nevrologisk behandling

Nervesystemet, et komplekst nettverk som kontrollerer og koordinerer alle kroppens aktiviteter, kan være utsatt for en rekke lidelser. Når man står overfor en akutt nevrologisk sykdom, er det viktig med rask og kompetent inngripen. Sykepleiere er ofte de første som vurderer, håndterer og overvåker disse pasientene, og spiller en avgjørende rolle for utfallet.

1. Gjenkjenne symptomer :
Nevrologiske sykdommer kan vise seg på forskjellige måter. Det er avgjørende å vite hvordan man identifiserer dem.
- **Tegn på hjerneslag:** ansiktslammelse, svakhet eller nummenhet på den ene siden av kroppen, problemer med å snakke eller forstå.
- **Symptomer på hjernehinneblødning :** Plutselig, intens hodepine, stiv nakke, lysømfintlighet.

2. Innledende vurdering :
Den første timen etter en nevrologisk hendelse omtales ofte som "den gylne timen", noe som understreker hvor mye det haster med behandling.
- **Nevrologisk undersøkelse:** Vurder hjernefunksjon, bevissthetsnivå, motorikk, følsomhet, reflekser og tegn på engasjement.
- **Hjerneavbildning: Det** utføres ofte en hjerneskanning eller MR for å finne årsaken til hendelsen.

3. Spesialistbehandling :
Behandlingen avhenger av den underliggende patologien.
- **Iskemisk hjerneslag:** Trombolyse for å løse opp blodproppen som forårsaker iskemien, hvis pasienten er egnet.
- **Hjerneblødning:** Tett overvåking, blodtrykkskontroll, eventuelt kirurgi for å lette trykket.

4. Vanlige legemidler :
- **Antitrombotika:** For å forhindre dannelse av blodpropp.
- **Antihypertensiva:** For å kontrollere blodtrykket.
- **Antikonvulsiva :** Ved epileptiske anfall.

5. Kontinuerlig overvåking :
- **Vitale tegn:** Regelmessig overvåking for å oppdage endringer.
- **Glasgow-skalaen:** For å vurdere bevissthetsnivået.

6. Utdanning og støtte :
- **Gjenkjenne faresignaler:** Opplæring av pasienter og pårørende i å gjenkjenne faresignaler på nevrologiske problemer.
- **Rehabilitering:** Nevrologiske følgetilstander kan kreve motorisk rehabilitering, logopedi eller ergoterapi.

7. Forberedelser til reisen :

Etter en akutt nevrologisk hendelse er det ofte nødvendig med opptrening og rehabilitering. Sykepleiere spiller en sentral rolle i :
- Sørg for at pasienten får riktig medisinering.
- Koordinerer behandlingen med rehabiliteringspersonell.
- Regelmessig oppfølging hos nevrolog.

Utfordringene ved akutte nevrologiske tilstander krever spesialisert, tverrfaglig behandling. Takket være sin utdanning og evne til å samarbeide tett med et medisinsk team, er sykepleiere avgjørende for å sikre optimal omsorg for disse pasientene, fra første vurdering til rehabilitering.

## Akutt respirasjonsbehandling

Åndedrettssystemet, som er dedikert til å forsyne cellene våre med livsviktig oksygen og drive ut karbondioksid, kan raskt bli forstyrret. Akutte luftveislidelser kan være dødelige hvis de ikke behandles raskt. Akuttsykepleiere står ofte i frontlinjen når det gjelder å gripe inn, vurdere og overvåke pasienter som lider av slike tilstander.

1. Forståelse av mekanismene :
Hver luftveissykdom har sine egne særtrekk. Det er viktig å forstå dem for å kunne gi riktig behandling.
- **Åndedrettsfysiologi:** Forstå de grunnleggende prinsippene for ventilasjon, diffusjon og perfusjon.
- **Tolkning av blodgasser:** Vurder oksygenmetning, $CO_2$-nivåer og syre-base-balanse.

2. Vanlige symptomer :
Luftveislidelser viser seg ofte som symptomer som krever rask vurdering.
- **Dyspné:** Pustevansker, følelse av kvelning.
- **Cyanose:** Blåaktig misfarging av huden på grunn av lav oksygentilførsel.
- **Stridor:** Høyfrekvent respirasjonsstøy som indikerer obstruksjon i de øvre luftveiene.

3. Akuttbehandling :
Noen situasjoner krever umiddelbar inngripen.
- **Åndedrettsstans: Start** assistert ventilasjon.
- **Lungeødem:** Administrering av oksygen, diuretika og noen ganger mekanisk ventilasjon.
- **Alvorlig akutt astma:** Administrering av bronkodilatatorer, kortikosteroider og oksygen.

4. Ventilasjonsteknikker :
I alvorlige tilfeller kan det være nødvendig med åndedrettshjelp.
- **Ikke-invasiv ventilasjon (NIV): Tilførsel** av oksygen gjennom en maske, uten intubasjon.
- **Invasiv mekanisk ventilasjon:** Når pasienten er intubert og koblet til en respirator.

5. Vanlige legemidler :
- **Bronkodilatatorer:** For å åpne luftveiene.
- **Kortikosteroider:** For å redusere lungebetennelse.
- **Antibiotika:** Mot luftveisinfeksjoner.

6. Utdanning og støtte :
   **Undervisning i respirasjonshygiene:** lære pasienter puste- og ekspektoreringsteknikker.
   **Forebygging av infeksjoner** : Vaksinasjon og barrieretiltak.
7. Forberedelser til reisen :
Sykepleiere spiller en viktig rolle når det gjelder å forebygge reinnleggelser.
   Råd om etterlevelse av medisinering.
   Opplæring i å gjenkjenne tegn på forverring.
   Koordinering med lungelege og fagpersoner innen respirasjonsrehabilitering.

Akutt respirasjonspsykiatri setter søkelyset på åndedrettssystemets sårbarhet og viktigheten av rask og riktig intervensjon. Akuttsykepleiernes kompetanse, observasjonsevne og engasjement er avgjørende for å sikre best mulig behandling av pasienter med luftveisproblemer.

# Kapittel 22

# LEDELSE MILJØKATASTROFER

# Hypotermi og hypertermi

Den termiske balansen i menneskekroppen er avgjørende for at våre systemer og organer skal fungere som de skal. Enhver betydelig variasjon, enten det er et fall eller en økning i kroppstemperaturen, kan få alvorlige konsekvenser. Akuttsykepleiere må være forberedt på å identifisere og håndtere slike situasjoner raskt.

1. Forståelse av mekanismene :
Termisk homeostase er en kompleks prosess som involverer mange mekanismer.
   - **Varmeregulering:** Hypotalamus' rolle, den viktigste regulatoren av kroppstemperaturen.
   - **Eksterne og interne faktorer:** Påvirkning fra miljøet, metabolsk aktivitet, infeksjoner og legemidler.
2. Hypotermi: kulden som utsetter deg for risiko
   - **Årsaker og risikofaktorer:** Langvarig eksponering for kulde, nedsenking i kaldt vann, hypoglykemi, traumer, visse medisinske tilstander.
   - **Symptomer:** frysninger, forvirring, hjerterytmeforstyrrelser, svakhet.
   - **Behandling:** Progressiv oppvarming, overvåking av vitale funksjoner, administrering av varme væsker, bruk av varmetepper.
   - **Komplikasjoner:** Hjertestans, forfrysninger, akutt nyresvikt.
3. Hypertermi: Varmen som forbruker
   - **Årsaker og risikofaktorer:** Hetebølger, intens fysisk anstrengelse, visse medikamenter, maligne nevroleptikasyndromer.
   - **Symptomer:** Varm, tørr hud, forvirring, kramper, takykardi.
   - **Behandling:** Rask nedkjøling, væsketilførsel, febernedsettende midler, ventilasjon.
   - **Komplikasjoner:** Dehydrering, akutt nyresvikt, koagulasjonsforstyrrelser.

4. Rutinemessige inngrep :
  **Rask vurdering:** Måling av kroppstemperatur, vurdering av bevissthetstilstand.
  **Behandling av dehydrering:** Administrering av intravenøs væske.
  **Overvåking:** Kontinuerlig overvåking av temperatur, hjertefrekvens og blodtrykk.
5. Forebygging :
  **Pasientopplæring:** Bevisstgjøring om farene ved ekstreme temperaturer, viktigheten av å beskytte seg mot kulde og varme, hydrering.
  **Råd til familier:** Kjenn igjen tegnene på hypotermi eller hypertermi, og finn ut når du bør søke medisinsk hjelp.

Selv om hypotermi og hypertermi er av motsatt natur, er de begge medisinske nødsituasjoner som krever rask og spesialisert behandling. Akuttsykepleiere spiller en nøkkelrolle når det gjelder å identifisere, behandle og forebygge disse termiske forstyrrelsene og dermed garantere pasientenes velvære og sikkerhet.

## Bitt og stikk fra dyr

Utilsiktede møter med ville dyr, enten de er tamme eller ville, kan noen ganger resultere i smertefulle og potensielt alvorlige skader. Enten det dreier seg om hundebitt, edderkoppbitt eller angrep fra andre dyr, er akuttsykepleiere ofte de første som griper inn for å vurdere og behandle disse skadene.

1. Gjenkjenne ulike typer skader :
Hvert dyr har sin egen anatomi og atferd, noe som gjenspeiles i typen og alvorlighetsgraden av skadene de kan påføre.
  **Bitt:** Konsekvensene av hoggtenner, nebb osv.

- **Stikk:** Stikk, torner, pigger.
2. Vanlige bitt :
    - **Bitt av hund:** Tegn på infeksjon, viktigheten av rask vurdering og forebygging.
    - **Kattebitt:** Økt infeksjonsrisiko, terapeutisk tilnærming.
    - **Andre husdyr og ville dyr:** Gjenkjenne og behandle skader forårsaket av gnagere, slanger og eksotiske dyr.
3. Vanlige injeksjoner :
    - **Insekter :** Bier, veps, mygg, lopper, flått.
    - **Edderkopper :** Potensielt giftige stikk og symptomer, håndtering av komplikasjoner.
    - **Marine dyr:** maneter, kråkeboller, rokker.
4. Innledende behandling :
    - **Vurdering:** Inspeksjon av såret, vurdering av smerte, kontroll av vaksinasjonsstatus (stivkrampe).
    - **Rengjøring og desinfeksjon:** Den beste måten å forebygge smitte på.
    - **Symptomatisk behandling:** behandling av smerter, allergiske reaksjoner og ødem.
5. Potensielle komplikasjoner :
    - **Infeksjoner:** symptomer, behandling, forebygging.
    - **Allergiske reaksjoner: Fra** lokale reaksjoner til anafylaksi.
    - **Toksiner og giftstoffer:** Motgift og spesifikke behandlinger.
6. Forebygging :
    - **Pasientopplæring:** hvordan unngå bitt og stikk, sikker atferd.
    - **Råd til dyreeiere:** trening, vaksinasjoner, ansvar.

Dyrebitt og -stikk kan variere fra enkle irritasjoner til medisinske nødstilfeller. Rask vurdering og riktig behandling er avgjørende for å minimere komplikasjoner. Akuttsykepleiernes kompetanse og erfaring er avgjørende for å håndtere slike hendelser, sikre effektiv respons og berolige skadde pasienter.

## Giftig eksponering og forgiftning

I den akuttmedisinske verdenen står toksisk forgiftning og eksponering for et betydelig antall innleggelser. Disse situasjonene kan oppstå etter en ulykke i hjemmet, bevisst inntak i forbindelse med selvmord eller yrkeseksponering. Sykepleiere spiller en viktig rolle i behandlingen, fra rask oppdagelse av symptomer til administrering av spesifikke behandlinger.

1. Erkjennelse av toksisk eksponering :
   **Eksponeringshistorikk:** Identifiser stoff, eksponeringsvei og tid som har gått.
   **Innledende symptomer:** Tegnene som vanligvis observeres, avhenger av det giftige stoffet som er inntatt eller påført.
2. Vanlige typer eksponering :
   **Legemidler:** Tilsiktet eller utilsiktet overdosering, legemiddelinteraksjoner.
   **Husholdningsprodukter:** vaskemidler, rengjøringsmidler, insektmidler.
   **Industriprodukter:** Yrkesmessig eksponering, innånding av giftig damp.
   **Planter og sopp:** Gjenkjenning og spesifikke symptomer.
   **Ulovlige stoffer :** Opiater, sentralstimulerende midler, hallusinogener.
3. Klinisk vurdering :
   **Triage og innledende vurdering:** vitale tegn, nevrologisk status, gastrointestinale symptomer.
   **Diagnostiske tester:** blodgasser, spesifikke toksiske nivåer, avbildning.

4. Terapeutiske intervensjoner :

- **Dekontaminering:** Mageskylling, administrering av aktivt kull, kelatbehandling.
- **Støtte for vitale funksjoner:** Ventilasjon, kardiovaskulære støttemedisiner, elektrolyttkorreksjoner.
- **Motgift:** Spesifikk bruk avhengig av gift, f.eks. nalokson for opiatoverdoser.

5. Kontroll og overvåking :

- **Kontinuerlig overvåking:** overvåking av vitale tegn, nevrologisk status, nyre- og leverfunksjon.
- **Spesialistkonsultasjon:** Involvering av toksikolog eller giftinformasjonssentral.

6. Utdanning og forebygging :

- **Råd til hjemmet:** Sikker oppbevaring av legemidler og giftige produkter.
- **Samfunnsinformasjon:** risikobevissthet, workshops, skoleaktiviteter.

7. Psykososiale aspekter :

- **Psykiatrisk vurdering:** Ved frivillig inntak eller selvdestruktiv atferd.
- **Støtte:** Oppmuntre til samtaler med sosialarbeidere, psykologer eller annet helsepersonell.

I forbindelse med forgiftning eller eksponering for giftige stoffer spiller sykepleiere en avgjørende rolle. Sykepleiernes tilstedeværelse og ferdigheter er avgjørende, enten det gjelder å vurdere situasjonen, gi riktig behandling eller støtte pasienten og familien. Evnen til å handle raskt og effektivt i slike situasjoner kan utgjøre forskjellen mellom liv og død, noe som understreker viktigheten av opplæring og forberedelse på dette spesielle området innen akuttmedisin.

# Kapittel 23

# HÅNDTERING AV AKUTTE PSYKIATRISKE SITUASJONER

# Vurdering av psykiatriske pasienter

På en akuttmedisinsk avdeling blir sykepleiere regelmessig konfrontert med pasienter med psykiatriske lidelser, enten de er underliggende eller akutte. Nøyaktig og empatisk vurdering av disse pasientene er avgjørende for å sikre deres sikkerhet og velvære, samtidig som det utarbeides en hensiktsmessig pleieplan.

1. Innledende tilnærming :
    - **En omsorgsfull holdning:** Å etablere et tillitsforhold er avgjørende for å innhente pålitelig informasjon og for pasientsikkerheten.
    - **Sikkerhetsvurdering:** Identifiser umiddelbar risiko, for eksempel aggressivitet eller selvmordstanker.
2. Detaljert historikk :
    - **Årsak til konsultasjon:** Hva er hovedårsaken til besøket eller innleggelsen?
    - **Psykiatrisk anamnese:** tidligere episoder, behandlinger, sykehusinnleggelser.
3. Vurdering av mental tilstand :
    - **Generelt utseende:** Oppførsel, klær, hygiene.
    - **Oppførsel:** Uro, apati, skjelving, uvanlige kroppsholdninger.
    - **Humør og affekt:** Trist, euforisk, flatt, labilt.
    - **Taler:** Hastighet, konsistens, relevans.
    - **Tanke:** Sammenheng, innhold (vrangforestillinger, hallusinasjoner).
    - **Persepsjon:** auditive, visuelle, olfaktoriske og taktile hallusinasjoner.
    - Orientering og bevissthet: sted, tid, situasjon.
    - **Hukommelse:** korttidshukommelse, langtidshukommelse.
    - **Kognitive ferdigheter:** Oppmerksomhet, konsentrasjon, dømmekraft.
    - Selvmords- eller drapstanker: tilstedeværelse, plan, midler, forløpere.

4. Undersøkelse av tidligere historie :
   **Medisinsk:** sykdommer, behandlinger, operasjoner.
   **Psykiatrisk:** Tidligere lidelser, sykehusinnleggelser, medisinering.
   **Sosialt:** familie- og yrkessituasjon, livsstilsvaner.
5. Fysisk vurdering :
   **Se etter fysiske symptomer:** Noen lidelser, for eksempel depresjon, kan ledsages av fysiske symptomer som tretthet eller hodepine.
   **Nevrologisk undersøkelse:** For å utelukke organiske sykdommer som kan etterligne psykiatriske lidelser.
6. Planlegging av pleieplanen :
   **Stabilisering: Ivaretakelse av** pasientens sikkerhet, behandling av akutte symptomer.
   **Henvisning:** Avhengig av alvorlighetsgrad og diagnose, psykiatrisk innleggelse, spesialistkonsultasjon eller poliklinisk oppfølging.
7. Utdanning og rådgivning :
   **Informasjon:** Forklar pasientens tilstand og foreslåtte behandlinger.
   **Ressurser:** Nyttige kontakter, støttegrupper, hjelpestrukturer.

Å vurdere en psykiatrisk pasient i en akuttinstitusjon krever både spesifikke kliniske ferdigheter og evne til empati og lytting. Sykepleiere står ofte i spissen for denne vurderingen og spiller en avgjørende rolle når det gjelder å avdekke lidelser, ivareta pasientsikkerheten og gi riktig behandling. Det er derfor viktig at sykepleierne har god opplæring og de ressursene de trenger for å kunne gi best mulig støtte til disse pasientene i en ofte vanskelig tid.

# Krisehåndtering knyttet til lidelser stemningslidelser, psykoser og andre

I akuttmedisinske avdelinger blir sykepleiere ofte konfrontert med pasienter som lider av stemningslidelser, psykoser eller andre psykiatriske lidelser som plutselig kan forverres. Håndtering av slike kriser er avgjørende, ikke bare for pasientens sikkerhet og velvære, men også for pleiepersonalet og andre pasienter.

1. Forståelse av lidelser :
    - **Humørsvingninger: for** eksempel alvorlig depresjon eller bipolar lidelse, der pasientene kan oppleve dyp tristhet, anhedoni eller, motsatt, overdreven eufori.
    - **Psykoser: For** eksempel schizofreni, der pasientene kan oppleve hallusinasjoner, vrangforestillinger eller sosial tilbaketrekning.
    - **Angstlidelser, personlighetsforstyrrelser og andre:** Hver patologi har sine egne manifestasjoner og tilhørende risikoer.
2. Innledende vurdering :
    - **Etablere kontakt:** Kommuniser rolig, ha øyekontakt og bruk pasientens fornavn.
    - **Vurdere graden av uro:** Identifisere tegn på aggresjon eller farlighet.
3. Deeskaleringsteknikker :
    - **Aktiv lytting:** Validering av pasientens følelser uten nødvendigvis å bekrefte pasientens vrangforestillinger eller hallusinasjoner.
    - **Personlig rom:** Respektere pasientens personlige boble og samtidig sørge for at det finnes en tilgjengelig utgang.
    - **Foreslå løsninger,** for eksempel et stillerom, medisinering eller et møte med en spesialist.

4. Bruk av legemidler :
   **Angstdempende eller beroligende midler:** Brukes for å roe ned en svært urolig eller aggressiv pasient.
   **Antipsykotika:** Hvis pasienten har akutte psykotiske symptomer.
   **Stemningsstabiliserende midler: Ved** maniske episoder hos bipolare pasienter.
5. Sikkerhetstiltak :
   **Isolering av pasienten:** Om nødvendig i et sikret rom av hensyn til egen og andres sikkerhet.
   **Fysisk tvang: Som en** siste utvei, med medisinsk tillatelse og alltid med respekt for pasientens verdighet.
6. Dybdegående vurdering :
   **Tidligere historie:** Forstå bakgrunnen for anfallet, medisinering, overholdelse av behandling osv.
   **Potensielle utløsende faktorer:** livshendelser, bruk av rusmidler osv.
7. Planlegging av pleieplan :
   **Spesialisthenvisning:** innleggelse på psykiatrisk avdeling, konsultasjon med psykiater eller psykolog.
   **Regelmessig oppfølging:** For å unngå tilbakefall og sikre helhetlig behandling.
8. Utdanning og bevisstgjøring :
   **Terapier:** Oppmuntre pasienten til å delta i terapier, støttegrupper eller workshops.
   **Medisinering:** Forklar viktigheten av å følge behandlingen og potensielle bivirkninger.

Når sykepleiere står overfor akutte psykiatriske kriser, må de handle raskt, dyktig og medfølende. Nøkkelen er å balansere den akutte situasjonen med respekt for pasientens verdighet. Dette krever tilstrekkelig opplæring, egnede ressurser og evnen til å jobbe i team. Hver krise er unik, men med de rette ferdighetene og den rette tilnærmingen kan sykepleiere utgjøre en betydelig forskjell i pasientenes liv.

# Behandling av suicidale pasienter

Møtet med en suicidal pasient er en av de vanskeligste og mest komplekse utfordringene helsepersonell kan stå overfor i akuttmedisin. Situasjonens potensielle alvor og akutte karakter krever umiddelbar, omhyggelig og medfølende omsorg.

1. Innledende vurdering :
   - **Etablere et tillitsforhold: Ha en** rolig, ikke-dømmende og empatisk tilnærming for å oppmuntre pasienten til å uttrykke seg.
   - **Fastsette risiko:** Still direkte spørsmål om selvmordstanker, planer, midler og intensjoner. Prøv å finne ut om det har vært tidligere forsøk eller om det finnes en familiehistorie.
2. Sikkerhet først:
   - **Fjerning av utstyr:** Sørg for at pasienten ikke har tilgang til skarpe gjenstander, medisiner eller andre hjelpemidler.
   - **Kontinuerlig overvåking:** Høyrisikopasienter kan kreve **kontinuerlig** overvåking for å ivareta sikkerheten.
3. Undersøkelse av utløsende faktorer :
   - **Nylige livshendelser:** Tap, samlivsbrudd, faglige eller akademiske nederlag, traumer osv.
   - **Psykopatologiske tilstander:** depresjon, personlighetsforstyrrelser, psykose, angstlidelser, avhengighet osv.
4. Støtte til medisinering :
   - **Psykofarmaka:** Visse antidepressiva, angstdempende midler eller antipsykotika kan forskrives, avhengig av den underliggende tilstanden.
   - **Overvåking av bivirkninger:** Noen legemidler kan midlertidig øke risikoen for selvmord, særlig hos unge mennesker.

5. Tverrprofesjonelt samarbeid :

   **Psykiatrisk konsultasjon: Det** er ofte nødvendig med en grundigere vurdering av en psykiater.

   **Nettverksarbeid:** Psykologer, sosialarbeidere, rådgivere, terapeuter og familien kan alle spille en avgjørende rolle i omsorgen.

6. Utarbeide en sikkerhetsplan :

   **Unngå isolasjon:** Oppmuntre pasienten til å være omgitt av familie og venner som han eller hun stoler på.

   **Beredskapskontakt:** Sørg for at pasienten har tilgang til nødnumre eller ressurser i tilfelle en krise.

7. Veiledning og oppfølging :

   **Sykehusinnleggelse:** I høyrisikosituasjoner kan det være nødvendig med innleggelse på en psykiatrisk avdeling.

   **Regelmessig oppfølging:** De første dagene og ukene etter angrepet er avgjørende. Sørg for at pasienten får tett medisinsk og psykologisk oppfølging.

8. Utdanning og forebygging :

   **Unngå alkohol og narkotika:** Disse stoffene kan forsterke selvmordstanker.

   **Oppmuntre folk til å snakke:** Understrek viktigheten av å snakke om følelser og tanker, uten å dømme eller stigmatisere.

Håndtering av suicidale pasienter krever en helhetlig tilnærming med fokus på sikkerhet, risikovurdering og kontinuerlig støtte. Hver enkelt pasient er unik, og det er viktig å ha en dyp forståelse av pasientens personlige og medisinske utfordringer. I akuttmedisinen må fagpersonalet være bevæpnet med ferdigheter, kunnskap og medfølelse for å kunne navigere gjennom disse vanskelige øyeblikkene, alltid i håp om å beskytte og redde liv.

# Kapittel 24

# AKUTTKIRURGI

# Sykepleierens rolle i kirurgiske forberedelser

Kirurgiske forberedelser er en avgjørende fase for å sikre at operasjonen forløper uten problemer og for å minimere postoperative komplikasjoner. Sykepleieren spiller en sentral rolle i denne prosessen og fungerer som et bindeledd mellom pasienten, familien og det medisinsk-kirurgiske teamet.

1. Preoperativ vurdering :
   - **Datainnsamling:** Sykepleieren innhenter anamnese, allergier, aktuelle medisiner, operasjonshistorikk og annen relevant informasjon for å vurdere operasjonsrisikoen.
   - **Fysisk undersøkelse:** Selv om denne undersøkelsen er kort, gir den viktig informasjon om pasientens tilstand før operasjonen.
2. Pasientopplæring :
   - **Informasjon om inngrepet:** Sykepleieren forklarer hva inngrepet går ut på, hvordan det utføres, hvilke risikoer som er forbundet med det, og hvordan rekonvalesensprosessen forløper.
   - **Mental forberedelse:** Sykepleieren tilbyr emosjonell støtte, svarer på spørsmål og lindrer pasientens bekymringer.
3. Fysisk forberedelse :
   - **Faste:** Sykepleieren forsikrer seg om at pasienten forstår og følger instruksjonene om faste før operasjonen.
   - **Forberedelse av huden:** Avhengig av operasjonen kan det være nødvendig å desinfisere eller barbere huden.
   - **Medisinering:** Administrering av preoperative legemidler som antiseptiske midler, forebyggende antibiotika eller angstdempende midler.

4. Administrative kontroller :

**Informert samtykke:** Sykepleieren forsikrer seg om at pasienten har forstått inngrepet og risikoen ved det, og at pasienten har signert samtykkeskjemaet.

**Koordinering med teamet:** Sykepleieren bekrefter tidsplanen for operasjonen, type bedøvelse og eventuelle andre logistiske detaljer.

5. Emosjonell støtte :

**Støtte:** Sykepleieren beroliger pasienten og familien og gir dem et rom der de kan uttrykke sin frykt eller bekymring.

6. Forutse postoperative behov :

**Undervisning:** Sykepleieren informerer pasienten om postoperativ pleie, smertebehandling, mobilisering, ernæring osv.

**Klargjøring av utstyr:** Sørger for at alt utstyr som er nødvendig for postoperativ behandling (dren, katetre, analgesipumper osv.) er klart og fungerer.

7. Koordinering med det kirurgiske teamet :

**Kommunikasjon:** Sykepleieren fungerer som et bindeledd mellom pasienten, anestesilegen, kirurgen og andre medlemmer av teamet, og sørger for en smidig overgang fra pasienten til operasjonsstuen.

Forberedelsessykepleieren er en viktig pilar i den kirurgiske prosessen. Deres evne til å vurdere, utdanne, støtte og koordinere sikrer ikke bare at operasjonen går greit, men også pasientens velvære og sikkerhet. Denne multifunksjonaliteten gjenspeiler kompleksiteten og rikdommen i yrket som operasjonssykepleier.

## Umiddelbar postoperativ behandling

Etter operasjonen er det viktig med umiddelbar postoperativ behandling for å sikre at pasientene kommer seg raskt, forebygge komplikasjoner og ivareta deres sikkerhet. Denne omsorgen, som ofte gis på oppvåkningsrommet eller intensivavdelingen, krever kontinuerlig oppmerksomhet og overvåking.

1. Vitale tegn :
    - **Vitale tegn:** Regelmessig overvåking av blodtrykk, puls, respirasjon og temperatur.
    - **Oksygenmetning:** SpO2-overvåking for å oppdage eventuell postoperativ hypoksi.
2. Nevrologisk vurdering :
    - **Bevissthet:** Regelmessige kontroller av bevissthetsnivå, orienteringsevne og evne til å reagere på enkle kommandoer.
    - **Pupillære reflekser:** Disse kontrolleres for å sikre tilstrekkelig cerebral perfusjon og funksjon.
3. Smertebehandling :
    - **Vurdering:** Sykepleieren vurderer regelmessig pasientens smerter ved hjelp av standardiserte skalaer.
    - **Medisinering:** Administrering av foreskrevne analgetika og justering i henhold til smertevurdering.
4. Overvåking av respirasjonsfunksjonen :
    - **Observasjon:** Overvåking av pustefrekvens og -dybde, samt respirasjonsinnsats.
    - **Auskultasjon:** Lytting til pustelyder for å oppdage avvik som knitring eller sibilanter.
5. Overvåking av kardiovaskulær funksjon :
    - **Overvåking:** Kontinuerlig overvåking av elektrokardiogrammet for å oppdage arytmier eller tegn på iskemi.
    - **Verifisering** av farge, temperatur og kapillær perfusjon i ekstremitetene.
6. Overvåking av operasjonsstedet :
    - **Inspeksjon:** Visuell kontroll for blødning, hematom eller infeksjon.
    - **Avløp og katetre:** Overvåking av strømning og utseende.

7. Overvåking av nyrefunksjonen :
   - **Diurese:** Regelmessig måling av urinens mengde og utseende.
   - **Urinkateter:** Kontroll av operasjon og forebygging av infeksjoner.
8. Hydrering og elektrolyttbalanse :
   - **Administrering:** Overvåking av intravenøse infusjoner, kontroll av strømningshastighet og infusjonssted.
   - **Rapporter:** Føre oppdaterte oversikter over væskeinntak og -uttak, og forutse væskebehovet.
9. Gastrointestinal vurdering :
   - **Kvalme og oppkast:** Forebygging og behandling av postoperativ kvalme.
   - **Persepsjon av tarmlyder:** Auskultasjon for å vurdere om tarmmotiliteten er tilbake.
10. Kommunikasjon :
    - **Berolige:** berolige pasientene, informere dem om at operasjonen er vellykket og svare på eventuelle spørsmål de måtte ha.
    - **Overgang:** Forberede pasienten for overføring til en pleieenhet eller til rommet sitt.

Umiddelbar postoperativ pleie krever ekspertise, oppmerksomhet og rask handling. Sykepleiere er de første til å reagere, forutse og håndtere potensielle komplikasjoner, samtidig som de tilbyr emosjonell støtte til pasienten som nettopp har gjennomgått en operasjon. Dette er et avgjørende øyeblikk der dyktighet, medfølelse og samarbeid kombineres for å sikre det beste utfallet for pasienten.

# Håndtering av kirurgiske komplikasjoner

Operasjoner, uansett hvor omhyggelig de utføres, innebærer uunngåelig en risiko for komplikasjoner. Disse komplikasjonene kan oppstå under selve operasjonen eller i den postoperative perioden. Rask og effektiv behandling av disse komplikasjonene er avgjørende for å minimere ettervirkningene og maksimere pasientens muligheter til å bli helt frisk.

1. Postoperativ blødning :
   **Gjenkjenning:** Plutselig blodtrykksfall, takykardi, blekhet og svakhet kan være tegn på blødning.
   **Intervensjon:** Sykepleieren må umiddelbart varsle operasjonsteamet, stoppe eventuelle antikoagulantia, gi intravenøs væske og forberede pasienten på eventuelle undersøkelser eller reoperasjon.
2. Infeksjon på operasjonsstedet :
   **Gjenkjenning:** Rødhet, varme, smerte, hevelse og purulent utflod fra operasjonsstedet er typiske tegn.
   **Intervensjon:** Rengjør såret, ta prøver for bakteriologisk analyse, gi antibiotika som foreskrevet og følg nøye med.

3. Venøs tromboembolisme :
   **Gjenkjenning:** Smerter, hevelse og rødhet i en kroppsdel er tegn på dyp venetrombose. En lungeemboli kan vise seg som dyspné, brystsmerter og synkope.
   **Intervensjon:** Immobilisering av pasienten, administrering av antikoagulantia, tett overvåking og eventuelt bildediagnostisk undersøkelse.
4. Postoperativ øy :
   **Gjenkjenning:** Fravær av tarmlyder, utspiling av buken, oppkast og fravær av gass eller avføring.
   **Intervensjon:** Opprettholdelse av faste, gastrisk aspirasjon og tett oppfølging.
5. Sårdehiscens eller eviscerasjon :
   **Gjenkjenning:** Separasjon av sårkantene, eventuelt med fremspring av indre organer.

- **Intervensjon:** Dekk til såret med en fuktig, steril bandasje, plasser pasienten i halvsittende stilling og varsle operasjonsteamet umiddelbart.
6. Lungekomplikasjoner :
    - **Anerkjennelse:** Dyspné, cyanose, brystsmerter og reduserte eller fraværende pustelyder kan tyde på pneumothorax, atelektase eller pneumoni.
    - **Intervensjon:** oksygenbehandling, respirasjonsfysioterapi, antibiotika ved behov og eventuelt thoracocentese.
7. Nyrekomplikasjoner :
    - **Gjenkjenning:** Redusert eller manglende urinproduksjon, hevelse, forhøyet serumkreatinin.
    - **Intervensjon:** Hydrering, justering av medisinering, tett oppfølging og eventuelt dialyse.
8. Nevrologiske komplikasjoner :
    - **Gjenkjennelse:** Bevissthetsforandringer, svakhet, lammelser, talevansker.
    - **Intervensjon:** Regelmessig nevrologisk overvåking, hjerneskanning eller MR, justering av medisinering.

Tidlig gjenkjenning og effektiv håndtering av kirurgiske komplikasjoner er avgjørende for pasientsikkerheten. Sykepleieren spiller en sentral rolle og er ofte den første som oppdager en komplikasjon. Effektiv kommunikasjon med operasjonsteamet, god kunnskap om faresignalene og rask respons kan utgjøre forskjellen mellom et godt og et tragisk utfall.

# Kapittel 25

# SYKEPLEIE
# I EN
# PANDEMISITUASJON

# Pandemiberedskap og -respons

I den moderne verden kan pandemier spre seg raskt på grunn av befolkningstetthet og økt mobilitet. Covid-19-pandemien er et slående eksempel på dette. Pandemiberedskap og -respons er avgjørende for å minimere konsekvensene for folkehelsen og økonomien.

1. Vurdering og overvåking :
   - **Tidlig oppdagelse:** Epidemiologiske overvåkningssystemer må være på plass for å oppdage nye infeksjoner eller endringer i eksisterende sykdomstrender raskt.
   - **Datainnsamling:** Sikre rask og nøyaktig datainnsamling for å forstå sykdommens art og spredning.
2. Planlegging og koordinering :
   - **Beredskapsplanlegging:** Hvert land må ha en detaljert beredskapsplan for å håndtere en pandemi, inkludert nødvendige ressurser, prosedyrer og roller.
   - **Koordinering:** Flytende kommunikasjon mellom myndigheter, helseorganisasjoner og privat sektor er avgjørende for en enhetlig og effektiv respons.
3. Medisinske ressurser :
   - **Lagre:** Det er viktig å ha et lager av medisiner, vaksiner (hvis tilgjengelig), personlig verneutstyr og åndedrettsvern.
   - **Infrastruktur:** Forberede feltsykehus, isolasjonsenheter og øke kapasiteten på eksisterende sykehus.
4. Utdanning og kommunikasjon :
   - **Informasjon til publikum:** Bruk alle tilgjengelige kanaler for å informere publikum om symptomer, smittemåter og forebyggende tiltak.
   - **Opplæring av helsepersonell:** Sørg for at alt helsepersonell får tilstrekkelig opplæring i å gjenkjenne, behandle og forebygge smitte.

5. Folkehelsetiltak :

   **Isolasjon og karantene:** Isoler raskt smittede personer og sett om nødvendig berørte områder i karantene.

   **Sosial distansering:** I tilfelle rask smitte, iverksett tiltak for sosial distansering, inkludert stenging av skoler og arbeidsplasser og avlysning av offentlige arrangementer.

   **Reise:** Regulere, begrense eller forby reiser til og fra de berørte områdene.

6. Forskning og utvikling :

   **Forskning:** Gjennomføre studier for å forstå sykdommen, hvordan den smitter og hvilke konsekvenser den har.

   **Utvikling:** Investering i forskning for å utvikle behandlinger og vaksiner.

7. Psykososial støtte :

   **Psykisk støtte:** Erkjenn at pandemier kan ha stor psykologisk innvirkning på enkeltpersoner, og få på plass støttesystemer.

   **Fellesskap:** Oppmuntre til solidariske handlinger og gjensidig hjelp for å overvinne krisen sammen.

8. Evaluering etter pandemien :

   **Gjennomgang:** Når pandemien er under kontroll, bør du foreta en fullstendig gjennomgang av tiltakene som er iverksatt for å identifisere forbedringsområder.

   **Forberedelser for fremtiden:** Bruk av erfaringer for å styrke beredskapen og innsatsen mot fremtidige pandemier.

Å forberede seg på og respondere på en pandemi krever koordinering på alle nivåer i samfunnet. Forutseende, fleksibilitet og solidaritet er avgjørende for å minimere konsekvensene for helse og økonomi. Selv om hver pandemi byr på sine egne utfordringer, er de grunnleggende prinsippene for beredskap og respons de samme.

# Personlig beskyttelse og forebygging av smitte

Personlig beskyttelse og forebygging av smitteoverføring er avgjørende i alle helsemiljøer, men det er enda viktigere i akuttmedisin, der raske inngrep og alvorlige tilfeller kan øke risikoen for eksponering for smittestoffer.

1. Hudbarrieren :
Huden er vår første forsvarslinje mot infeksjoner. Den fungerer som en beskyttende barriere som hindrer inntrengning av sykdomsfremkallende mikroorganismer. Denne barrieren må opprettholdes, og enhver skade eller kutt må behandles umiddelbart.
2. Personlig verneutstyr (PPE) :
   - **Hansker:** De må brukes hver gang det er kontakt med blod, kroppsvæsker, slimhinner eller ikke-intakt hud. De må skiftes mellom hver pasient.
   - **Masker og åndedrettsvern:** Disse reduserer risikoen for innånding av smittestoffer. Valg av kirurgisk maske eller åndedrettsvern avhenger av risikovurderingen.
   - **Kittel, forkle og kjeledress:** Beskytter pleierne mot sprut av kroppsvæsker.
   - **Øyevern:** Beskyttelsesbriller eller ansiktsskjerm er viktig der det er fare for sprut.

3. Håndhygiene :
En av de mest effektive måtene å forebygge smitte på er regelmessig og grundig håndvask med såpe og vann eller alkoholbaserte desinfeksjonsmidler. Hendene bør vaskes før og etter hver kontakt med en pasient, etter at man har tatt av seg personlig verneutstyr, etter toalettbesøk og før man spiser.

4. Åndedrettsetikett :
Hvis du hoster eller nyser i et papirlommetørkle eller i albuen, unngår å ta deg i ansiktet og vasker hendene

umiddelbart etter at du har hostet eller nyst, forebygger du spredning av luftveisinfeksjoner.

5. Håndtering og avhending av medisinsk avfall :
Potensielt kontaminert medisinsk avfall må håndteres med forsiktighet og avhendes i henhold til helsemessige retningslinjer.

6. Rengjøring og desinfeksjon :
Overflater, spesielt de som berøres ofte, må rengjøres og desinfiseres regelmessig. Medisinske instrumenter må steriliseres på riktig måte.

7. Opplæring og bevisstgjøring :
Regelmessig opplæring av personalet i korrekt bruk av personlig verneutstyr, håndhygiene og forebyggende prosedyrer er avgjørende.

8. Vaksinasjon :
Vaksinering av helsepersonell mot vanlige smittsomme sykdommer er en annen viktig forebyggingsstrategi.

9. Overvåking av nosokomiale infeksjoner :
Et overvåkingssystem må være på plass for raskt å kunne identifisere eventuelle smitteutbrudd i virksomheten og iverksette nødvendige tiltak.

Personlig beskyttelse og forebygging av smitte er grunnleggende elementer i medisinsk praksis. Ved å iverksette strenge tiltak og sørge for at de følges, kan helseinstitusjoner beskytte både helsepersonell og pasienter, samtidig som de sikrer behandling av høyeste kvalitet.

# Psykologisk støtte til pasienter, pårørende og ansatte

Akuttmedisinens akutte og ofte uventede karakter skaper et høyt stressnivå, ikke bare for pasientene, men også for deres familier og pleiepersonalet. For å håndtere dette presset kreves det en solid infrastruktur for psykologisk støtte.

1. For pasienter :
**Emosjonell støtte:** Ved ankomst er pasientene ofte overveldet av frykt og angst. Å etablere et tillitsforhold, være tilgjengelig for å lytte og gi tydelig informasjon kan lindre disse følelsene.
**Smertebehandling:** I tillegg til fysisk smerte kan pasienter også oppleve emosjonell smerte. Helhetlig smertevurdering og hensiktsmessige tiltak kan gi reell smertelindring.
**Tilgjengelighet til psykologtjenester:** Psykologer og rådgivere må være lett tilgjengelige for å kunne gi passende støtte.

2. For familier :
**Beroligende venterom:** Disse områdene bør være utformet for å skape et rolig miljø, med tilgjengelig informasjon om pasientbehandling.
**Regelmessige oppdateringer:** Åpen og jevnlig kommunikasjon med familiene reduserer uroen og skaper tillit.
**Støttegrupper:** Samtalegrupper eller workshops kan hjelpe familier til å dele erfaringer og finne gjensidig støtte.

3. For ansatte :
**Veiledning og støtte:** Teamene bør ha regelmessige veiledningsmøter for å diskutere vanskelige saker, dele følelser og finne løsninger i fellesskap.

**Velværeprogrammer:** Aktiviteter som yoga, meditasjon eller workshops i stressmestring kan være nyttige.

**Tilgang til rådgivere eller psykologer:** I traumatiske situasjoner kan de ansatte ha behov for individuelle samtaler.

**Løpende opplæring:** Opplæring i kommunikasjonshåndtering, konfliktnedtrapping eller stressmestring kan gi de ansatte flere verktøy.

**Teamevents:** Å arrangere integrasjonsarrangementer eller fritidsaktiviteter kan styrke båndene i teamet og gi avkobling.

Psykologisk støtte i akuttmedisinen er en viktig pilar for å sikre god behandling og trivsel for alle. Medisinske institusjoner, som er klar over de emosjonelle og psykologiske konsekvensene av akuttmiljøet, må få på plass robuste støttemekanismer for pasienter, pårørende og ansatte.

# Kapittel 26

# FREMSKRITT OG FORSKNING I AKUTTMEDISIN

# De siste oppdagelsene og fremskritt innen akuttbehandling

Den medisinske verden er i stadig utvikling, og akuttmedisin er intet unntak. Takket være teknologiske fremskritt, ny forskning og forbedrede protokoller er akuttmedisinen i stadig endring for å forbedre kvaliteten på pasientbehandlingen.

1. Avansert medisinsk avbildningsteknologi :
Fremskritt innen bildediagnostikk, for eksempel pasientnær ultralyd og raskere skanning, gjør det mulig for klinikere å stille mer nøyaktige og raske diagnoser, noe som reduserer tiden det tar å gi riktig behandling.

2. Kunstig intelligens og dataanalyse :
KI brukes i økende grad til å forutse potensielle komplikasjoner hos pasienter ved å analysere komplekse data i sanntid. Dette gjør behandlingen mer effektiv og forebygger kritiske situasjoner.

3. Telemedisin :
Selv om telemedisin allerede var på fremmarsj, har covid-19-pandemien satt fart på bruken av telemedisin. Det muliggjør fjernvurdering, noe som er viktig i avsidesliggende områder eller når akuttmottakene er overbelastet.

4. Målrettede terapier og persontilpasset medisin :
Forståelsen av sykdommers molekylære og genetiske mekanismer har ført til utvikling av mer målrettede behandlinger. Behandlingene kan nå skreddersys til pasientens genetikk, noe som gir bedre effekt og færre bivirkninger.

5. Nye legemidler og behandlinger :
Farmakologiske fremskritt, som direkte antikoagulantia og nye antibiotika, beriker det terapeutiske arsenalet til leger innen akuttmedisin.

6. Simuleringsbasert opplæring :
Simuleringssentre er på fremmarsj og tilbyr helsepersonell et miljø der de kan trene på å håndtere nødsituasjoner uten risiko for pasientene.

7. Forbedrede protokoller for sepsis :
Nyere studier har forbedret behandlingsprotokollene for sepsis og dermed redusert dødeligheten forbundet med denne tilstanden.

8. Tverrfaglige tilnærminger :
Integrert behandling, der ulike spesialister involveres fra starten av, blir stadig mer foretrukket for å gi en helhetlig og optimal behandling.

Fremskrittene innen akuttmedisin er et bevis på det medisinske fagfeltets evne til å tilpasse seg og utvikle seg i møte med nye utfordringer. Disse oppdagelsene og innovasjonene gjør ikke bare vitenskapen bedre; de redder liv, forbedrer pasientenes livskvalitet og øker effektiviteten til medisinske team. Nøkkelen ligger i kontinuerlig opplæring av helsepersonell for å holde dem i forkant av denne utviklingen.

## Deltakelse i klinisk forskning som sykepleier

Klinisk forskning er avgjørende for å fremme medisinsk vitenskap og forbedre kvaliteten på pasientbehandlingen. Sykepleiere, som står i sentrum for pasientbehandlingen, spiller en nøkkelrolle i gjennomføringen, overvåkingen og noen ganger også utformingen av disse studiene. Deres aktive deltakelse i klinisk forskning gir unektelig merverdi.

**1. Sykepleierens rolle i klinisk forskning :**
a. Rekruttering av pasienter og samtykke :
På grunn av sitt nære forhold til pasientene spiller sykepleiere en nøkkelrolle i rekrutteringen av pasienter til kliniske studier. De er ofte det første kontaktpunktet for å forklare studiens mål, fordeler og potensielle risikoer, og for å innhente informert samtykke.
b. Datainnsamling :
Sykepleieren er ansvarlig for regelmessig og nøyaktig innsamling av kliniske data. Dette kan omfatte måling av vitale tegn, innsamling av biologiske prøver eller dokumentasjon av bivirkninger.
c. Administrering av behandling :
I legemiddelutprøvinger er det ofte sykepleieren som er ansvarlig for å administrere behandlingen, enten det dreier seg om et nytt legemiddel eller en ny dosering.
d. Evaluering og overvåking :
Sykepleieren følger opp pasientene gjennom hele studien, evaluerer responsen på behandlingen og overvåker eventuelle bivirkninger.
e. Utdanning og kommunikasjon :
Sykepleieren informerer pasientene om studieprotokollene, svarer på spørsmål og fungerer som bindeledd mellom pasienten og forskningsteamet.

**2. Fordeler for sykepleieren :**
a. Faglig utvikling :
Å delta i klinisk forskning gir en unik mulighet til å lære om de nyeste medisinske fremskrittene og tilegne seg nye ferdigheter.
b. Bidrag til vitenskapen :
Ved å delta i forskning bidrar sykepleiere direkte til å forbedre behandlingen og fremme medisinsk vitenskap.
c. Mangfold av roller :

Klinisk forskning kan være en kjærkommen avveksling fra de vanlige rutinene, med nye utfordringer og nytt ansvar.

### 3. Utfordringene :
a. Etikk :
Sykepleiere må alltid sørge for at pasientenes rettigheter og sikkerhet respekteres, i samsvar med forskningsetiske prinsipper.
b. Arbeidsbelastning :
Forskning kan innebære et ekstra lag med ansvar som krever effektiv styring av tid og prioriteringer.
c. Etterutdanning :
Klinisk forskning er et fagfelt i stadig utvikling, noe som krever at kunnskapen oppdateres jevnlig.

I kraft av sin nærhet til pasientene, sin kliniske ekspertise og sitt engasjement er sykepleiere sentrale aktører i klinisk forskning. Selv om dette kan by på utfordringer, gjør den positive innvirkningen på pleiekvaliteten, muligheten for faglig utvikling og bidraget til vitenskapen det til en givende erfaring.

## Integrering av ny praksis i rutinebehandling

I årenes løp har fremskritt innen medisinsk forskning, teknologisk utvikling og tilbakemeldinger ført til fremveksten av nye metoder i helsevesenet. Når disse nye metodene integreres på riktig måte, kan de forbedre effektiviteten av behandlingene, kvaliteten på pleien og til og med trivselen til pasienter og helsepersonell. Men hvordan blir disse nye metodene tatt i bruk og integrert i rutinebehandlingen?

## 1. Evaluering av ny praksis :
a. Vitenskapelig validering :
Før en ny praksis tas i bruk i stor skala, må den gjennomgå en grundig evaluering, ofte gjennom kliniske studier, for å sikre at den er effektiv og sikker.
b. Sammenligning med dagens praksis :
Det er viktig å sammenligne den nye tilnærmingen med eksisterende metoder for å avgjøre om den gir en reell forbedring.

## 2. Opplæring og utdanning :
a. Etterutdanning :
Helsepersonell, som leger, sykepleiere og teknikere, må få opplæring i de nye metodene. Dette innebærer ofte workshops, seminarer og praktisk opplæring.
b. Øke bevisstheten :
Det er også viktig å informere pasienter og pårørende, der det er relevant, om nye metoder og hva de kan forvente.

## 3. Gradvis implementering :
a. Drivere og testprogrammer :
Før ny praksis tas i bruk i stor skala, kan den testes i et kontrollert miljø, for eksempel på en bestemt avdeling eller et bestemt sykehus.
b. Tilbakemelding :
De første bruksområdene vil gi tilbakemeldinger som er viktige for å forbedre og justere praksisen.

## 4. Tilpasning av infrastrukturer :
a. Utstyr og teknologi :
Hvis den nye praksisen krever bruk av ny teknologi eller nytt utstyr, er det avgjørende å sørge for at de medisinske fasilitetene er utstyrt deretter.
b. Protokoller og retningslinjer :
Standard medisinske protokoller og retningslinjer må kanskje oppdateres for å innlemme den nye metoden.

## 5. Kontinuerlig vurdering :

a. Overvåkingsresultater :
Selv etter at en ny praksis er innført, er det viktig å fortsette å overvåke og evaluere resultatene for å sikre at den fortsetter å være til nytte for pasientene.

b. Tilpasningsevne :
Helsepersonell må være fleksible og klare til å justere eller endre praksis om nødvendig, avhengig av resultater eller ny informasjon.

Å integrere ny praksis i rutinebehandlingen er en kompleks prosess som krever grundig evaluering, god opplæring og omhyggelig implementering. Men med en forpliktelse til klinisk kvalitet og pasientvelferd kan disse innovasjonene føre til bedre behandling og bedre pasientresultater.

# Kapittel 27

# KARRIEREUTVIKLING OG ETTER- OG VIDEREUTDANNING

# Spesialiseringer i akuttmedisin

Akuttmedisin er et bredt felt som omfatter behandling av pasienter med plutselige, ofte livstruende tilstander. Selv om akuttmedisin i seg selv er en spesialitet, består den av en rekke subspesialiteter avhengig av pasientenes spesifikke behov og de ferdighetene som kreves for å behandle dem. Disse subspesialitetene krever ytterligere opplæring og spesifikk kompetanse for å sikre optimal pasientbehandling.

1. Akuttmedisin
Akuttmedisin fokuserer på umiddelbar vurdering og behandling av pasienter som kommer til akuttmottak. Dette krever ferdigheter i triage, rask diagnostisering og behandling av et bredt spekter av tilstander.

2. Medisinsk gjenoppliving
Intensivleger jobber på intensivavdelingen og behandler de mest alvorlig syke eller skadde pasientene. De håndterer komplekse tilfeller som krever kontinuerlig overvåking og intervensjon.

3. Akutt intervensjonskardiologi
Dette underfeltet behandler akutte hjertesituasjoner, som hjerteinfarkt, ved hjelp av intervensjonsteknikker for å gjenopprette blodgjennomstrømningen.

4. Akutt nevrologi
Akuttnevrologer er spesialister på akuttbehandling av hjerneslag, blødninger og hjerneskader.

5. Traumatologi
Traumatologer behandler alvorlige skader som følge av ulykker, fall eller vold. Dette kan omfatte komplekse bruddskader, indre skader og multitraumer.

6. Akutt pediatri
Akuttpediatri fokuserer på håndtering av medisinske nødsituasjoner hos barn, fra nyfødte til ungdommer.

7. Akutt toksikologi
Denne spesialiteten tar seg av forgiftninger, overdoser og eksponering for farlige stoffer, som ofte krever rask inngripen for å forhindre skade eller død.

8. Obstetriske og gynekologiske nødsituasjoner
Spesialisert på akuttsituasjoner i forbindelse med graviditet, fødsel og gynekologiske tilstander.

9. Akuttpsykiatri
Håndtering av akutte psykiatriske kriser, f.eks. psykotiske episoder, selvmordsforsøk eller psykiske nødsituasjoner.

10. Akutt geriatrisk medisin
Fokuserer på de unike behovene til eldre pasienter som kan ha atypiske symptomer og flere komorbiditeter.

Akuttmedisin krever i sin natur rask handling, presise beslutninger og spesifikk ekspertise. Subspesialitetene som er nevnt ovenfor, gir en mer fokusert og spesialisert tilnærming til håndteringen av ulike medisinske nødsituasjoner. Etter hvert som medisinen og teknologien utvikler seg, er det sannsynlig at nye subspesialiteter vil dukke opp for å møte befolkningens skiftende behov.

## Betydningen av etter- og videreutdanning

I den stadig skiftende helse- og medisinverdenen spiller etter- og videreutdanning en nøkkelrolle for å sikre trygg og effektiv behandling av høy kvalitet. Etterutdanning er ikke bare et lovpålagt krav for mange helsearbeidere, det er også grunnleggende for deres faglige og personlige utvikling. Derfor er etterutdanning så viktig:

1. Oppdatering av kunnskap
Medisinsk forskning er i rivende utvikling. Det dukker stadig opp nye studier, teknikker, protokoller og medisiner. Etterutdanning gjør det mulig for helsepersonell å holde seg oppdatert på de siste fremskrittene, slik at pasientene kan dra nytte av de nyeste og mest effektive behandlingene.

2. Kompetanseheving
I tillegg til å tilegne seg ny kunnskap gir videreutdanning mulighet til å perfeksjonere eksisterende ferdigheter og lære seg nye, enten det er kliniske, administrative eller mellommenneskelige ferdigheter.

3. Forbedre pasientsikkerheten
Medisinske feil kan få alvorlige konsekvenser. Regelmessig opplæring i beste praksis, sikkerhetsprotokoller og riktig bruk av utstyr kan redusere risikoen for feil og forbedre pasientsikkerheten.

4. Oppfyllelse av myndighetskrav
Mange tilsynsorganer krever at helsepersonell gjennomgår en viss mengde etterutdanning for å opprettholde lisensen eller sertifiseringen. Dette garanterer en minimumsstandard for opplæring og kompetanse.

5. Faglig utvikling
Etterutdanning kan åpne døren til nye spesialiteter, karriereutvikling eller lederroller. Det er også en mulighet til å bygge nettverk, utveksle ideer med kolleger og lære av andre.

6. Økt tillit
Ved å holde seg informert og forbedre ferdighetene sine får helsepersonell tillit til at de er i stand til å gi omsorg av høy kvalitet.

7. Imøtekomme samfunnets skiftende behov
Etterutdanning gjør det mulig for helsepersonell å tilpasse seg demografiske endringer, nye sykdommer og helsekriser som pandemier.

8. Fremme tverrfaglighet
Opplæringskursene kan ofte være tverrfaglige, noe som gir mulighet til å lære hvordan andre profesjoner tilnærmer seg pleie og omsorg, og dermed fremme et mer effektivt samarbeid.

9. Fornyet lidenskap og engasjement
Etter- og videreutdanning kan vekke lidenskapen for yrket til live igjen, gi et avbrekk i hverdagen og minne yrkesutøverne på hvorfor de valgte yrket sitt.

10. Etisk ansvar
Helsepersonell har en etisk plikt til å gi best mulig behandling. Etterutdanning er en måte å oppfylle denne forpliktelsen på ved å sikre at ferdigheter og kunnskaper er oppdatert.

Etterutdanning er mye mer enn bare en plikt eller en boks som skal krysses av. Det er en forpliktelse til faglig dyktighet, pasientsikkerhet og omsorgskvalitet. I et felt som er så viktig og dynamisk som helsevesenet, er etterutdanning en bærebjelke for kompetanse, selvtillit og medmenneskelighet.

## Deltakelse i forskning og innovasjon

Akuttmedisinen er, i likhet med mange andre deler av helsevesenet, sterkt påvirket av fremskritt innen forskning og innovasjon. Disse elementene gjør mer enn bare å veilede behandlinger eller protokoller: De omdefinerer hele tiden hva som er mulig når det gjelder pasientbehandling. Aktiv deltakelse i forskning og innovasjon er avgjørende for alle som ikke bare ønsker å opprettholde, men også forbedre kvaliteten på behandlingen de gir. Her er hvorfor og hvordan du kan engasjere deg:

1. Holde seg i kunnskapsfronten
Medisinsk forskning er i stadig utvikling. Ved å engasjere seg aktivt kan helsepersonell holde seg oppdatert på de nyeste oppdagelsene, teknikkene og metodene, slik at de kan gi behandling basert på den nyeste kunnskapen.

2. Bidra til medisinske fremskritt
Å delta i forskning gir deg muligheten til å være i forkant av de oppdagelsene som vil forme morgendagens medisin. Det er en sjanse til å bidra direkte til å forbedre behandlinger og intervensjoner som vil komme generasjoner av pasienter til gode.

3. Utvikling av ekspertise
Ved å delta i forsknings- eller innovasjonsprosjekter kan du spesialisere deg på bestemte områder, tilegne deg ny kompetanse og bli en referanse innen ditt felt.

4. Tverrfaglig samarbeid
Medisinsk forskning og innovasjon er ofte et resultat av tverrfaglig samarbeid. Dette gir mulighet til å utveksle ideer med eksperter på andre områder, lære av deres perspektiver og tilføre prosjektene en rikere og mer komplett dimensjon.

5. Tilfredsstille udekkede behov
Deltakelse i forskning bidrar til å identifisere og imøtekomme udekkede medisinske behov, enten det gjelder behandlinger, utstyr, teknikker eller prosedyrer.

6. Legge til rette for innføring av ny praksis
De som er involvert i forskning og innovasjon, er ofte de første til å ta i bruk og fremme ny praksis, og de spiller en viktig rolle i opplæringen av kolleger og implementeringen av positive endringer.

7. Institusjonell støtte og finansiering
Mange institusjoner oppmuntrer til forskning ved å tilby finansiering, opplæring eller ressurser. Hvis du deltar aktivt, kan det åpne muligheter for finansiering av prosjekter, konferanser eller kurs.

8. Faglig anerkjennelse
Bidraget til forskning og innovasjon er ofte anerkjent og verdsatt, og gir synlighet og anerkjennelse på nasjonalt eller internasjonalt nivå.

9. Etikk og ansvar
Det er helsepersonellets plikt å hele tiden søke å forbedre pasientbehandlingen. Forskning og innovasjon er direkte virkemidler for å oppfylle dette etiske imperativet.

Forskning og innovasjon innen akuttmedisin er avgjørende for å utvikle medisinen og forbedre pasientbehandlingen. Ved å engasjere seg aktivt spiller helsepersonell en direkte rolle i utformingen av fagfeltets fremtid, samtidig som de utvikler seg faglig og beriker sin egen praksis.

# Kapittel 28

# AKUTTMEDISINENS FREMTID

# Nye trender og fremtidige utfordringer

Akuttmedisin, i skjæringspunktet mellom teknologi, forskning og kliniske behov, er i stadig utvikling. Nye trender former dagens landskap og skaper nye utfordringer for fremtiden. Her ser vi nærmere på noen av disse trendene og de hindringene de kan medføre.

**1. Kunstig intelligens (AI) og maskinlæring**
Med fremveksten av kunstig intelligens kan avanserte algoritmer nå bidra til å stille diagnoser, forutsi kliniske utfall og persontilpasse behandlingen. Dette har et revolusjonerende potensial, men reiser også spørsmål om datasikkerhet, etikk og avhengighet av teknologi.

**2. Telemedisin**
Covid-19-pandemien har satt telemedisin på dagsordenen. Telemedisin gir større fleksibilitet og tilgjengelighet, men byr også på utfordringer når det gjelder konfidensialitet, utstyr og opplæring av personalet.

**3. Antibiotikaresistens**
Overdreven og uhensiktsmessig bruk av antibiotika har ført til en økning av resistente bakterier, noe som gjør visse infeksjoner vanskeligere å behandle. Dette er en stor utfordring for akuttmedisinen, og krever nøye og pedagogisk styring av forskrivningen.

**4. Demografiske endringer**
Med en aldrende befolkning i mange deler av verden står sykehus og klinikker overfor en økning i kroniske sykdommer og komorbiditet. Dette krever en tverrfaglig tilnærming og spesifikk opplæring.

**5. Persontilpasset omsorg**
Persontilpasset medisin, basert på pasientens genetikk og biomedisinske data, er på fremmarsj. Dette gir løfter om mer målrettede behandlinger, men forutsetter også grundig opplæring og rettferdig tilgang til ressurser.

**6. Helsekriser og pandemier**
Evnen til å reagere raskt på epidemier eller pandemier er avgjørende. Nylige kriser har vist hvor viktig det er med forberedelser, trening og fleksibilitet når man skal reagere på helsekriser.

**7. Profesjonell utbrenthet**
Stress og press i akuttmedisinen har ført til høy forekomst av utbrenthet. Det er avgjørende å få på plass støtte, opplæring og velferdstiltak for de ansatte.

**8. Innovasjoner innen utstyr**
Nytt, mer bærbart og oppkoblet medisinsk utstyr gjør det enklere å overvåke og behandle pasienter. Disse nyvinningene gjør imidlertid at personalets kompetanse må oppdateres kontinuerlig.

**9. Videreutdanning**
Med den raske utviklingen innen medisinen er behovet for videreutdanning og spesialisering mer presserende enn noensinne for å sikre kvalitet i behandlingen.

**10. Etiske spørsmål**
Etiske dilemmaer som informert samtykke, livets slutt og tilgang til behandling er fortsatt sentrale i medisinsk praksis og krever konstant refleksjon.

Samtidig som akuttmedisinen tilpasser seg og utvikler seg i møte med disse trendene og utfordringene, fortsetter den å være et dynamisk felt som krever konstant overvåking, tilpasningsevne og en forpliktelse til klinisk ekspertise. Ved å holde seg informert og samarbeide globalt kan helsepersonell overvinne disse utfordringene og levere kvalitetsbehandling til alle pasienter.

## Teknologi og telemedisin :
## Hva er virkningen?

Den raske og ustoppelige teknologiske utviklingen har revolusjonert nesten alle aspekter av dagliglivet vårt.

Innenfor medisin, og særlig telemedisin, er disse endringene dyptgripende og omveltende. La oss se nærmere på hvordan teknologi og telemedisin påvirker moderne medisin.

### 1. Bedre tilgang til behandling
Telemedisin bryter ned geografiske barrierer og gir tilgang til helsetjenester for mennesker som bor langt unna, er isolerte eller har redusert mobilitet. Det betyr at en pasient som bor i et avsidesliggende område, kan oppsøke en spesialist uten å måtte reise lange avstander.

### 2. Kostnadsreduksjon
Muligheten til å konsultere på avstand kan redusere kostnadene forbundet med reiser, unødvendige sykehusinnleggelser og overdreven bruk av legevakt.

### 3. Løpende overvåking
Med oppkoblede enheter kan legene fjernovervåke pasientenes vitale tegn og helsetilstand, noe som er spesielt gunstig for dem som lider av kroniske sykdommer.

### 4. Effektivitet og tidsbesparelser
Telemedisin kan redusere ventetider og gjøre det enklere å bestille time, og dermed effektivisere helsevesenet.

### 5. Pasientopplæring og myndiggjøring
Telemedisinske plattformer tilbyr ofte opplæringsressurser som gjør det mulig for pasientene å forstå tilstanden sin bedre og delta aktivt i behandlingen.

### 6. Konfidensialitet og sikkerhetsutfordringer
Med digitaliseringen av pasientjournaler og nettbaserte konsultasjoner blir det stadig viktigere å beskytte pasientdata. Plattformene må garantere feilfri sikkerhet for å forhindre datainnbrudd.

### 7. Kvalitet på pleie og omsorg
Selv om telemedisin gir mange fordeler, er kvaliteten på behandlingen et problem. Kan fjernkonsultasjon virkelig erstatte personlig interaksjon? Det avhenger av situasjonen, men det er en pågående debatt.

### 8. Opplæring og regelverk
Innføringen av teknologi i medisinen krever at helsepersonell får opplæring i de nye verktøyene og plattformene. I tillegg må regelverket utvikles for å tilpasse seg denne nye formen for medisinsk praksis.
### 9. Utvikling av omsorgsmodeller
Med telemedisin endres den tradisjonelle modellen der pasienten kommer til sykehuset eller klinikken. Vi beveger oss mot en modell der behandlingen kommer til pasienten, uansett hvor han eller hun befinner seg.
### 10. Teknologiske barrierer
Ikke alle har tilgang til teknologien som trengs for telemedisin, eller er komfortable med å bruke den. Det er avgjørende å sikre at disse innovasjonene kommer alle til gode, ikke bare en teknologisk elite.

Teknologi og telemedisin er i ferd med å omdefinere medisinen slik vi kjenner den. Samtidig som de gir enestående muligheter til å forbedre behandlingen og effektiviteten, byr de også på utfordringer som må håndteres med forsiktighet og fremsynthet. Medisinens fremtid vil utvilsomt bli formet av disse innovasjonene, og det er viktig å sikre at de brukes på en etisk og rettferdig måte.

## Sykepleierens rolle i endring i en verden i endring

I helsevesenets enorme verden er sykepleierne bærebjelkene som, ofte i kulissene, garanterer kontinuitet i pleien og pasientsikkerhet. I takt med teknologiske fremskritt, sosiokulturelle omveltninger og stadig nye helsekriser er sykepleierrollen i stadig utvikling. La oss se nærmere på denne dyptgripende og nødvendige endringen.

## 1. Sykepleieren, utover teknisk pleie
Mens sykepleiere tidligere først og fremst ble sett på som utførere av medisinske resepter, er de i dag anerkjent som ekte klinikere. De vurderer, planlegger og iverksetter tiltak og evaluerer effekten av dem. Denne utvidede rollen skyldes delvis anerkjennelsen av kliniske ferdigheter og behovet for en helhetlig tilnærming til pleie og omsorg.

## 2. Spesialisert ekspertise
Medisinske fremskritt og befolkningens økende behov har ført til at det har vokst frem et bredt spekter av sykepleiespesialiteter: anestesisykepleiere, nyfødtsykepleiere, onkologisykepleiere, kardiologisykepleiere etc. Disse spesialitetene krever tilleggsutdanning og gjør det mulig å tilby presisjonsbehandling. Disse spesialitetene krever tilleggsutdanning og gjør det mulig å tilby behandling med høy presisjon.

## 3. Den praktiserende sykepleieren
Noen land har innført rollen som sykepleier, som har avansert opplæring og kan foreskrive medisiner, stille diagnoser eller sette i gang behandling. Dette bidrar til å avlaste legene og forbedre tilgangen til behandling.

## 4. Teknologi og sykepleie
Digitaliseringen påvirker også sykepleieryrket. Sykepleierne må tilpasse seg de nye metodene, fra elektroniske pasientjournaler til verktøy for fjernovervåking, samtidig som de må sørge for at medmenneskelighet fortsatt står i sentrum.

## 5. Helsefremmende og forebyggende arbeid
Dagens sykepleier spiller en avgjørende rolle når det gjelder å forebygge sykdom og fremme en sunn livsstil. Denne pedagogiske rollen er avgjørende i møte med dagens folkehelseutfordringer.

## 6. Endringsagent
Sykepleiere er i økende grad involvert i kvalitetsforbedringsinitiativer og bidrar til å forme

fremtidens helsevesen gjennom forskning, utdanning og påvirkningsarbeid.

### 7. Samfunnsutfordringer og helsekriser
Krisesituasjoner som covid-19-pandemien har satt søkelyset på sykepleiernes fleksibilitet, motstandsdyktighet og avgjørende betydning. I møte med det ukjente sto de i frontlinjen, tilpasset praksisen, håndterte risiko og støttet pasientene i ekstremt vanskelige tider.

### 8. Etiske spørsmål
Med den økende kompleksiteten i omsorgen og de moralske dilemmaene knyttet til livets sluttfase, medisinsk innovasjon og likhet i helse, står sykepleiere ofte overfor situasjoner som krever grundig etisk refleksjon.

Sykepleiernes rolle er i stadig utvikling, noe som gjenspeiler den endrede dynamikken i samfunnet og de stadig økende behovene i helsevesenet. Med sitt engasjement og sin ekspertise vil sykepleierne fortsette å være viktige aktører som tilpasser seg og fornyer seg for å møte morgendagens utfordringer. Selv om verden forandrer seg, forblir sykepleiens kjerne - engasjementet for pasientens velvære og verdighet - konstant.

# Kapittel 29

# RESSURSER OG VERKTØY FOR SYKEPLEIERE INNEN AKUTTMEDISIN

# Bøker, tidsskrifter og viktige publikasjoner

Innen akuttmedisin og sykepleie finnes det et vell av verdifulle ressurser for fagfolk som ønsker å utvide kunnskapen sin og holde seg oppdatert på de nyeste fremskrittene og beste praksis. Her er en ikke-uttømmende liste over viktige bøker, tidsskrifter og publikasjoner som er spesielt relevante for disse fagområdene:

Bøker :
- **"Emergency Nursing: Principles and Practice"** av Gary Jones og Ruth Endacott - en omfattende veiledning for sykepleiere som arbeider i akuttmottak.
- **"Critical Care Nursing: Diagnosis and Management"** av Linda D. Urden, Kathleen M. Stacy og Mary E. Lough. Lough - En uunnværlig referanse for intensivsykepleie.
- **"Pediatric Emergency Medicine"** av Gary R. Strange og Robert W. Schafermeyer - For deg som jobber med barn i akuttmedisinske situasjoner.
- **"Advanced Practice Nursing in the Care of Older Adults"** av Laurie Kennedy-Malone, Kathleen Ryan Fletcher og Lori Martin-Plank - med fokus på gerontologi og eldreomsorg.

Aviser :
- **Tidsskriftet Journal of Emergency Nursing (JEN)**: Tidsskriftet er den offisielle publikasjonen til Emergency Nurses Association (ENA) og dekker emner som er relevante for akuttsykepleiere.
- **Critical Care Nurse (CCN)**: Et tidsskrift for intensivsykepleiere med forskningsartikler, kasuistikker og litteraturoversikter.
- **American Journal of Critical Care (AJCC)**: Publiserer forskning, kommentarer og praktiske artikler for fagfolk innen intensivbehandling.

**Pediatrisk akuttmedisin**: Med fokus på akuttmedisinske situasjoner hos barn er dette en viktig ressurs for alle som arbeider med yngre pasienter.

Viktige publikasjoner :

**"Guidelines for the Management of Acute Care Patients"**: En publikasjon som jevnlig oppdateres av ulike faglige sammenslutninger, og som gir evidensbaserte retningslinjer for behandling av pasienter i akutte situasjoner.

**"Standards of Critical Care Nursing Practice"**: Fastsetter standarder for sykepleiere som arbeider på intensivavdelinger.

**"Emergency Triage: Manchester Triage Group**: En uunnværlig håndbok for triage i akuttmedisinske tjenester, som har fått stor internasjonal utbredelse.

Det er viktig å merke seg at relevansen av disse ressursene kan variere avhengig av region, land og lokale rutiner. Med den raske utviklingen innen medisin og helsetjenester er det dessuten viktig at helsepersonell jevnlig konsulterer oppdaterte kilder og deltar i etterutdanning.

Her er en ikke-uttømmende liste over relevante ressurser for fransktalende fagpersoner:

Bøker :

**"Urgences pour l'infirmier"** av S. David - En praktisk, omfattende veiledning for sykepleiere som håndterer akutte situasjoner.

**"Nursing practice in intensive care"** av C. Dupont og C. Aubert. Aubert - Denne boken gir en helhetlig tilnærming til pleie på intensivavdelinger.

**"Urgences pédiatriques"** av V. Gajdos og B. Chevallier. Chevallier - et oppslagsverk for håndtering av akuttsituasjoner hos barn.

"**Soins palliatifs: guide pratique pour les professionnels de la santé**" av B. Rioualen og P. Grandet - En viktig ressurs om omsorg ved livets slutt.

Aviser :

"**Revue de l'Infirmière**": et tidsskrift som dekker faglige nyheter, innovasjoner innen pleie og omsorg og de utfordringene som yrket står overfor.

"**Soins; la revue de référence infirmière**" : Dekker en rekke emner som er relevante for sykepleiere, med særlig fokus på klinisk praksis.

"**Annales Françaises de Médecine d'Urgence**": En publikasjon med fokus på akuttmedisin i Frankrike, inkludert forskningsartikler, oversikter og kasuistikker.

"**Réanimation**": Tidsskrift for intensivbehandling og gjenoppliving.

Viktige publikasjoner :

"**Anbefalinger for klinisk praksis**" (**RPC**): Disse anbefalingene er publisert av ulike fagmiljøer og gir evidensbaserte retningslinjer for ulike kliniske situasjoner.

"**Protocols in obstetric anaesthesia and analgesia**": En viktig publikasjon for alle som arbeider med anestesi, spesielt innen obstetrikk.

"**Guide de triage aux urgences**": Denne guiden er basert på det kanadiske triage- og akuttsystemet (CTAS) og er mye brukt i fransktalende akuttmottak.

Det er viktig for fransktalende helsepersonell å holde seg oppdatert på de siste fremskrittene innen sitt fagfelt. Det betyr at man jevnlig må lese relevante publikasjoner, delta på kurs og konferanser og engasjere seg i faglige nettverk.

# Faglige foreninger og nettverksbygging

Nettverksbygging og medlemskap i fagforeninger er viktig for sykepleiere og annet helsepersonell. De gir muligheter for faglig utvikling, kunnskapsutveksling, etterutdanning og faglig og emosjonell støtte. For fransktalende fagpersoner finnes det mange relevante foreninger:

1. Generelle faglige sammenslutninger :
    **Ordre National des Infirmiers (ONI):** Dette er paraplyorganisasjonen for sykepleiere i Frankrike. Den har som mål å representere yrket, forsvare dets interesser og tilby ressurser til yrkesutøvere.
    **Fédération Interprofessionnelle de la Santé du Québec (FIQ)**: Denne organisasjonen i Québec representerer hovedsakelig sykepleiere og hjelpepleiere.
2. Spesialiserte faglige sammenslutninger :
    **Société Française de Médecine d'Urgence (SFMU) (det franske selskapet for akuttmedisin):** samler fagfolk som arbeider med akuttmedisin, og fremmer forskning, utdanning og opplæring i denne sektoren.
    Association Française de Pédiatrie Ambulatoire (AFPA): For spesialister i pediatri.
    **Société de Réanimation de Langue Française (SRLF) (franskspråklig gjenopplivningsselskap):** Dette gjelder fagpersoner som arbeider på gjenopplivningsavdelinger.
3. Nettverksgrupper :
    **Journées Internationales de la Qualité Hospitalière et en Santé (JIQHS): Dette er et** årlig arrangement for helsepersonell som ønsker å diskutere behandlingskvalitet og pasientsikkerhet.
    **Sykepleierkongresser**: Det arrangeres jevnlig ulike kongresser **som** gir mulighet for opplæring og nettverksbygging.

4. Nettbaserte plattformer :
   **Infirmiers.com**: Dette er en informasjonsportal og et forum for fransktalende sykepleiere.

   **På sosiale nettverk** som LinkedIn kan du også komme i kontakt med kolleger, delta i faggrupper og holde deg oppdatert på de siste nyhetene og mulighetene innen ditt fagområde.

Sykepleiere og annet helsepersonell anbefales å melde seg inn i en eller flere av disse foreningene og delta aktivt i deres aktiviteter. Ikke bare kan dette berike yrkeskarrieren, men det kan også gi verdifull støtte, spesielt på områder som er så krevende som akuttmedisin.

# Kurs og opplæring, og ytterligere sertifiseringer

Innen akuttmedisin er det helt avgjørende at sykepleiere og annet helsepersonell videreutdanner seg gjennom hele karrieren. Dette sikrer ikke bare at ferdighetene deres hele tiden oppdateres, men også at de oppfyller de skiftende kravene til teknologi, teknikker og kliniske retningslinjer. Her er noen av de kursene, utdanningene og videreutdanningene som er relevante for sykepleiere på dette feltet:

1. Opplæring i nødsituasjoner :
    **Advanced Life Support (ALS)**: avansert opplæring i hjerte- og lungeredning.
    **Pediatric Advanced Life Support (PALS)**: Fokuserer på pediatriske nødsituasjoner.
    **Trauma Nursing Core Course (TNCC)**: Spesifikt for sykepleie til traumepasienter.
2. Medisinske spesialiteter :
    **Sertifisering i intensivbehandling** : For deg som jobber eller ønsker å jobbe med intensivbehandling.
    **Kardiologisertifisering**: Spesifikk for akutt hjertebehandling.
3. Behandling av spesifikke pasienter :
    **Opplæring** i akuttpsykiatri: Håndtering av psykiatriske kriser i akuttsituasjoner.
    **Opplæring i geriatri**: Spesifikk for håndtering av eldre pasienter i akuttsituasjoner.
4. Tilleggsopplæring :
    **Sertifisering i krisehåndtering**: Nødvendig for å håndtere situasjoner som vold eller aggresjon i sykehusmiljøet.
    **Opplæring i medisinsk kommunikasjon**: for å forbedre kommunikasjonen med pasienter, pårørende og helseteamet.

5. Teknologi og utstyr :
- **Sertifisering i akutt ultralyd**: Bruk av ultralyd for rask diagnostisering i akutte situasjoner.
- **Telemedisinsk opplæring**: for bruk av fjernkommunikasjonsteknologi i pasientbehandling.

6. Ledelse og lederskap :
- **Opplæring i teamledelse**: For oversykepleiere eller de som ønsker å ta lederroller.
- **Kurs i medisinsk etikk**: Å navigere i komplekse etiske situasjoner i akuttmedisin.

7. Forskningstrening :
- **Kurs i forskningsmetodikk**: For sykepleiere som er interessert i klinisk eller akademisk forskning.

Det er verdt å merke seg at tilgjengeligheten og relevansen av disse kursene og sertifiseringene kan variere fra region til region og fra land til land. Å delta på konferanser, workshops og seminarer er også en utmerket måte å holde seg oppdatert på de nyeste trendene og fremskrittene på området.

www.ingramcontent.com/pod-product-compliance
Lightning Source LLC
Chambersburg PA
CBHW071205240526
45470CB00018B/1497